U0391840

二十四节气导引养生法

——中医的时间智慧

张明亮 编著

（彩图视频版）

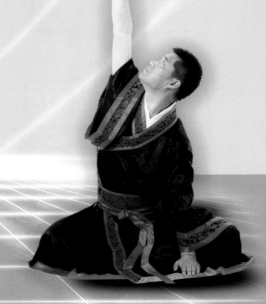

代金刚　姬文君　楚彦君　协助整理
李云宁　李红梅　潘斌涛

白呼格吉乐图　吴辰越　徐　阳　绘图摄影

人民卫生出版社

作者简介

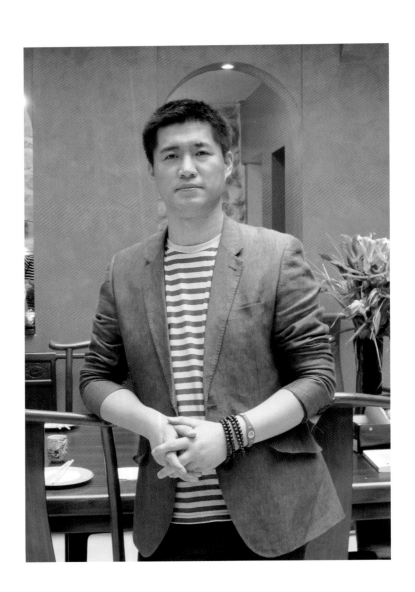

张明亮

张明亮,北京黄亭中医药研究院创办人及院长,同时兼任国家体育总局中国健身气功协会常委、特聘专家及山西大学体育学院客座教授等职。自幼通过师徒传承的方式学医和练功,深得八百年峨眉丹道医药养生学派及中医新九针疗法的精髓,对中医药学以及气功导引、佛家禅修、道家养生等传统文化有着深入的研究与实践。

E-mail: emeichina@163.com
web: www.httcm.com

内容提要

古人善于观察大自然的变化,主张人与自然和谐地相处。他们将四季养生、逐月养生、节气养生、经络养生、脏腑养生等理论和方法完美地融为一体,编创了这套二十四节气导引养生法,讲求"按时行功,分经治病;人境合一,天人相应",以达到养生保健、健康快乐的目的。

本书包括入门篇(练习姿势、姿势要领、呼吸方法、功前热身、功后导引),诀窍篇,春、夏、秋、冬四季导引术各一篇。每一式导引术均从以下十二个方面进行介绍,即节气(每个节气的特点以及人体相应的变化)、三候(相应节气代表性动植物的变化)、古代图谱原文、动作名称及其内涵、口诀、导引动作、要领、功用、方向、时间、说明、摄养。全书图文并茂,便于广大读者学练。

二十四节气导引养生法,一个节气一套动作,一共二十四套动作,每套动作都配有视频以及朗朗上口的歌诀,可以舞之,可以歌之,雅俗共赏,全民同乐。学习二十四节气导引养生法,可以给身边的人带来养生健身的新气息、新方法与新时尚。

按時行功
分經治病
身心行境
天人相應

明亮醫師囑書

壬辰夏五台山龍泉寺 悲明書

五台山龙泉寺悲明长老题字

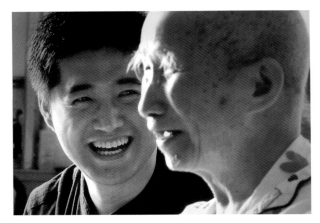

"会心一笑"张明亮与恩师徐一贯先生(时年98岁)在一起
(山西太原)

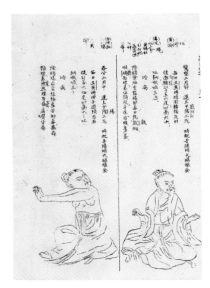

图为20世纪50年代,丹医大师周潜川先生整理刻印的二十四节气导引养生及药饵服食法,后由徐一贯先生继承、珍藏并传授给张明亮,文中可见徐老对原稿进行整理、校对的多处笔迹

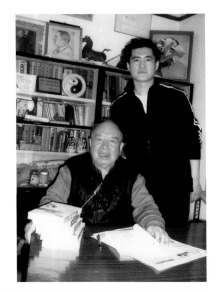

1995年,由原山西省卫生厅续恩岚厅长引荐,张明亮拜师于当代针灸大师、新九针疗法创始人师怀堂教授学习中医、针灸等,二十四节气导引养生法中关于五运六气、经络配属、主治病症等方面的内容也曾多次得到师老的指点

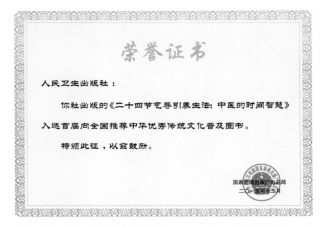

张明亮所著《二十四节气导引养生法——中医的时间智慧》一书于2015年荣获国家新闻出版广电总局"首届向全国推荐中华优秀传图文化科普图书"奖

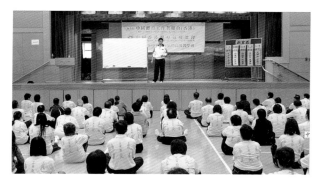

张明亮为中国体育工作者联会、中国香港健身气功总会的师资班讲授健身气功（中国香港）

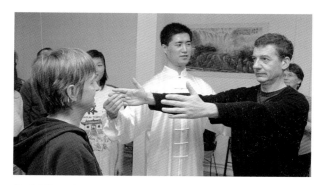

张明亮指导法国学生练习峨眉十二庄（法国巴黎）

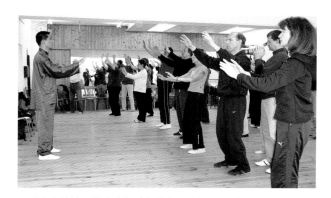

张明亮在给德国学生讲授哈气放松功（德国汉堡）

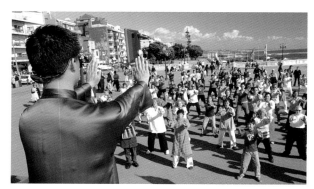

张明亮在葡萄牙教授健身气功·易筋经（葡萄牙波尔图）

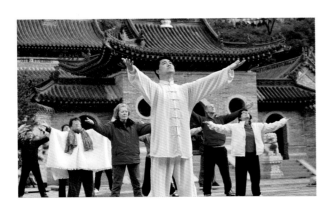

张明亮带领法国学生在五台山文殊洞前练功（山西五台山）

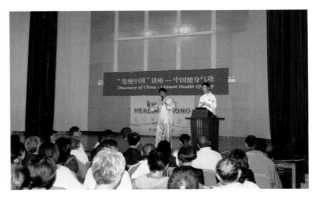

张明亮老师应邀赴毛里求斯共和国中国文化中心举办"发现中国系列讲座——中国健身气功"（毛里求斯）

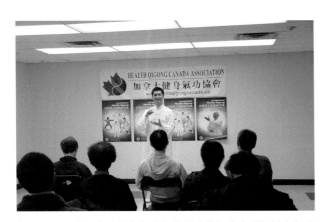

张明亮老师应加拿大健身气功协会邀请赴加拿大讲授健身气功（加拿大多伦多）

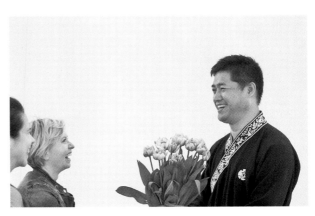

在波兰讲课结束后，活动主办方负责人代表全体学员向张明亮老师献花（波兰华沙）

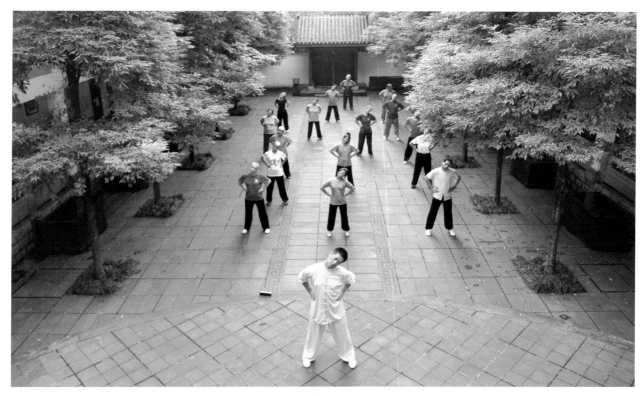

张明亮带领瑞士峨眉丹道中医学院 3 年制学员在习练峨眉伸展功（四川青城山）

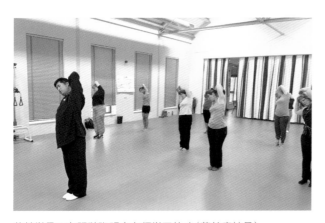

荷兰学员正在跟随张明亮老师学习练功（荷兰鹿特丹）

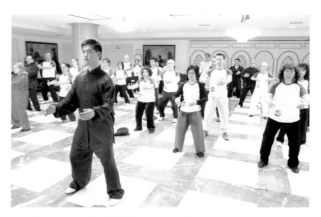

张明亮老师在西班牙教授健身气功（西班牙马德里）

自序

走上天人合一之路

日月轮转,江河川流不息;

阴阳往复,气血周行不殆。

天人合一的思想,是中国传统文化中极其重要的组成部分,认为世间万物都是大自然的一部分,同时也是大自然的具体显现与反映。这些事物不仅与大自然息息相关,而且彼此之间相通相连。"人"作为大自然的一分子,也同样如此。

早在两千多年前的中医学经典巨著《黄帝内经》中就有这样的记载:

"天圆地方,人头圆足方以应之。天有日月,人有两目;地有九州,人有九窍;天有风雨,人有喜怒;天有雷电,人有音声;天有四时,人有四肢;天有五音,人有五脏;天有六律,人有六腑;天有冬夏,人有寒热……岁有十二月,人有十二节……此人与天地相应者也。"(《灵枢·邪客》)

由此看出,我们的身体就像是一个高度浓缩的宇宙,而浩瀚的宇宙则像是一个被无限放大了的人体。人体与宇宙之间息息相关、密切相连。能够顺应大自然的发展规律,保持人与自然的和谐统一,就成了健康的基础、幸福的源泉和人们不懈追求的目标。经过千百年来无数先人的不懈努力与总结,由此而衍生出来的各种方法与理论逐渐形成了博大精深、丰富灿烂的中国医药与养生文化,为人类的繁衍、生息和健康做出了巨大的贡献,直至今天它依然保持着鲜活的生命力,并越来越受到世人的关注。

在中国养生文化中，身体的实践与体会是所有理论的根源与基础。如果离开了身体与实践这两大因素，我们就会发现许多理论甚至会变得没有任何意义。因此，天人合一的理论，并不仅仅只是一种理论和认知，它是一种实实在在的存在，并与我们生命、生活、生态密不可分。这一点，在古老的二十四节气导引术中被诠释得淋漓尽致。

二十四节气导引术，相传为唐末五代宋初时期我国著名的道教养生家，即被后世称为"睡仙"、"陈抟老祖"的陈抟（陈希夷）所创，流传至今已近千年。它是根据一年中二十四个节气的变化与人体气血运行规律，选择特定的时间、方向，并采用专门的导引、吐纳、存想、按蹻等方法进行锻炼的一种独特的健身养生术。它将天人合一、四季养生、十二月养生、二十四节气养生、十二时辰养生以及经络养生、气脉内景等理论和方法完美地融为一体，讲求"按时行功，分经治病；身心行境，天人相应"。它是一种典型的人体小宇宙与天地大宇宙同参共修的导引养生方法，既可以养生保健、对证治病，又可以悟道修真、体证太虚。对于提高人体免疫及自愈系统的能力，促进人与人、人与社会、人与自然之间的适应与协调能力，拓展人体各种潜在的能力，都具有非常奇妙的作用。

随着社会与时代的剧烈变迁，渐行渐远的人们开始慢慢醒悟，并逐渐认识到人与自然的密不可分性与相互和谐的重要性，并希望通过自身的改变与努力逐步走上寻找自我回归的道路。博大精深的中国传统医药养生文化、光辉灿烂的天人合一思想，结合古老的二十四节气导引术这一理论精深、取法微妙而具体的健身养生体系，也许可以真正引领着我们一起，走上天人合一之路。

张明亮　谨识
2012 年 2 月于巴黎

升级版前言

得知拙作《二十四节气导引养生法——中医的时间智慧》一书大开本、大字体、彩图视频版即将出版发行的消息,心生欢喜。欣喜之余,回想起学习与推广二十四节气导引养生法这些年里的点点滴滴,心中不禁感慨万千,一幕幕往事恍如昨日,历历在目……

20世纪80年代末,我有幸得到峨眉派宿老徐一贯先生等数位老师的言传身教,获得了二十四节气导引养生及药饵服食法的丹道派系统传承,这些内容以前只是在极少数的门人弟子中秘密流传,外人很难得见,所以我倍加珍惜,刻苦学习,勤加习练。经过近30年的亲身实践和体会,结合14年来辗转在全国各省市及海外30多个国家及地区授课、讲学的体会,我深深地感到,这套最有中国传统文化特色的二十四节气导引养生法不仅可以用来养生保健、防病治病,同时也是具体学习和实践中国优秀传统文化的一条"捷径",使得诸如天人合一、阴阳五行、藏象经络、子午流注、气脉导引等这些传统文化中的概念不再离我们那么遥不可及。

2012年新年伊始,在北京举办的"2012指导性年度汉字发布会"上,我们郑重宣布开始正式向国内外推广普及二十四节气导引养生法,并由我的学生代金刚、李云宁(中国香港)、彼得(希腊)、苑中娟等进行了现场演示与教学体验。同年,《中国商界》《家庭中医药》《中国保健营养》《CHINEPIUS》（法国）等媒体开始陆续介绍二十四节气导引养生法。

2013年，代金刚博士开始走进CCTV-10"健康之路"的二十四节气养生系列节目，《生命时报》《大众医学》等媒体也开始全面连载二十四节气导引养生法。

2014年，我们在多年习练及教学的基础上编写的《二十四节气导引养生法——中医的时间智慧》一书由人民卫生出版社出版发行，第一次将二十四节气导引养生法全面、系统地向大众公开。同年，CCTV-4邀请代金刚博士以二十四节气导引养生法为主题拍摄了《四季中国》的宣传片，并在CCTV-4亚洲、欧洲、美洲频道重复播放长达1年之久。

2015年，《北京晨报》《中国中医药报》等媒体也相继开始对二十四节气导引养生法进行介绍和推广。同年12月，《二十四节气导引养生法——中医的时间智慧》一书荣获国家新闻出版广电总局"首届向全国推荐中华优秀传统文化普及图书"的殊荣。

2016年，二十四节气导引养生法被中国中医科学院研究生特色教材《中医导引养生学》收录。2016年11月30日，"二十四节气——中国人通过观察太阳周年运动而形成的时间知识体系及其实践"正式被列入联合国科教文组织人类非物质文化遗产代表作名录。

2017年，我们依然走在前行的道路上，并期待着与您携手同行……

张明亮
2017年6月于古并州

目录

41
春季导引篇

103
夏季导引篇

159
秋季导引篇

211
冬季导引篇

268
后记

入门篇

练习前应该掌握的知识

1. 二十四节气

二十四节气起源于中国的黄河流域,早在 2000 多年前的秦汉时期就已经完全确立。它是我国古人在长期的劳动和生活实践过程中,不断总结创造的辉煌文化。它不仅能反映出气候、季节的详细变化,而且可以准确地指导农事活动,一直以来影响着中国千家万户的衣、食、住、行,并且与每个人的生活息息相关。

二十四个节气是根据一年中太阳在黄道上的位置,把一年划分为二十四个相等的时间段,也就是把黄道分成二十四等份,太阳从黄经 0° 起,沿黄经每运行 1° 为一天,每运行 15° 所经历的时日(十五天)就称为一个"节气",一年十二个月,每月经历两个节气,一年共二十四个节气。

古人又把每月的第一个节气(奇数)称为"节气"或"节",每月的第二个节气(偶数)称为"中气"或"气","节"先至而"气"后至,一节一气,交替出现。

更进一步,古人把每个节气分成三候,每五天形成一"候";每六个节气(约九十天)称为一"时"(季节);每四时(四季,即春、夏、秋、冬)称为一"岁"(即年)。所以一年分为四季、二十四节气、七十二候。

一年四季中的二十四个节气分别为:

春季:立春、雨水、惊蛰、春分、清明、谷雨;
夏季:立夏、小满、芒种、夏至、小暑、大暑;
秋季:立秋、处暑、白露、秋分、寒露、霜降;
冬季:立冬、小雪、大雪、冬至、小寒、大寒。

在二十四节气之中,立春、春分、立夏、夏至、立秋、秋分、立冬、冬至,是一年中标志着春、夏、秋、冬"四时"变更最重要的八个节气,其中包括"四立"(立春、立夏、立秋、立冬)、"两分"(春分、秋分)、"两至"(夏至、冬至),所以古人称为四时八节。

在二十四节气当中,有的节气是反映温度变化的,如小暑、大暑、处暑与小寒、大寒等;有的节气是反映物候现象的,如惊蛰、清明、小满、芒种等;有的节气又与水有着密切的关系,如雨水、谷雨、白露、寒露、霜降、小雪、大雪等。

二十四节气整体而全面地反映了天地自然、气候、季节与万物之间密不可分的关系,说明了万物与天地合一相应的自然客观事实。它是古人给我们留下的宝贵文化遗产,是人类文明智慧的结晶,千百年来影响并指导着人们生产、生活的方方面面。

记得在我五六岁的时候,作为农家好手的父亲就开始教我背诵二十四节气歌诀,他还说二十四节气歌诀是作为"农家人"必须要懂得的。母亲虽然识字并不很多,但她的记忆力却是惊人的好,她不仅对二十四节气歌诀熟读如流,而且对歌诀的气候常识也非常了解,所以经常在茶余饭后给我耐心讲解这首歌诀的相关内容。当时的我虽然还不甚明白其中的道理,但因为是严父、慈母的教导,所以就背得烂熟,时至今日依然记忆犹新,朗朗上口。

这首关于二十四节气的歌诀,在中国流传极为广泛,歌诀中的前两句是说明二十四个节气的顺序,后两句是说明二十四个节气与阳历日期的关系。为

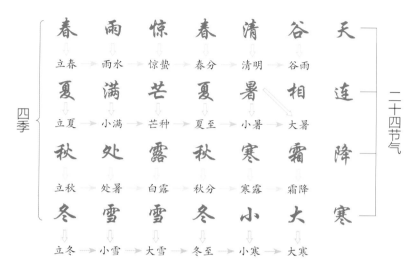

二十四节气歌释义图

了方便初学者,现将二十四节气歌抄录如下,并简要说明之。

二十四节气歌

春雨惊春清谷天,夏满芒夏暑相连。
秋处露秋寒霜降,冬雪雪冬小大寒。
上半年是六廿一,下半年是八廿三。
每月两节日期定,最多相差一两天。

二十四节气在现行的公历中日期基本固定,上半年的节气一般在公历每月的 6 日或 21 日,下半年的节气一般在公历每月的 8 日或 23 日,前后最多相差一两天。

2. 二十四节气导引术

二十四节气导引术,相传为唐末五代宋初时期,我国著名的道教养生家,即被后世称为"儒师道祖""陈抟老祖"的陈抟(陈希夷)所创,流传至今已有近千年。古代又称为太清二十四气水火聚散图、二十四气坐功却病图、四时坐功却病图、陈希夷二十四气坐功图、二十四气导引坐功法、二十四气导引图、却病延年动功等。

二十四节气导引术是在一年二十四个节气期间,根据节气的变化与人体气血的运行规律,选择特定的时间、方向,并采用专门的导引、吐纳、存想、按跷等方法进行锻炼的一套独具特色的古老健身养生术。

二十四节气导引术将天人合一、四季养生、十二月养生、二十四节气养生、十二时辰养生以及经络养生、气脉内景等的理论和方法完美地融为一体。讲求"按时行功，分经治病；身心行境，天人相应"，是一种典型的人体小宇宙与天地大宇宙同参共修的导引养生方法，既可以养生保健、对证治病，又可以悟道修真、体证太虚。对于增强人体免疫力及自愈能力，促进人与人、人与社会、人与自然之间的适应与协调，拓展人体各种潜在的能力，都具有非常奇妙的作用。

关于二十四节气导引术完整的记载，现在我们能够看到的最早文献为明代署名铁峰居士所撰的《保生心鉴》一书。该书刊行于明武宗正德丙寅年（1506 年），是作者在《圣贤保修通鉴》一书的基础上，参详《礼记·月令》及《素问》《灵枢》《运气论奥》《十四经发挥》等书，经反复研究，"并采活人心八法，命善图者缮形摹写"编撰而成。书中不仅对五运六气枢要、脏腑配经络、经络配四时等都做了详细的图说，而且重点介绍了"太清二十四气水火聚散图序"（即二十四节气导引术），依月令之顺序，分述一年中的二十四节气，每个节气的导引方法以及主治病症等，并配有精美的图像。该书图文并重、简单实用，对后世影响较大。作者为明代南沙（今江苏常熟）人，其生平不详。

《保生心鉴》之后的众多导引养生书籍，诸如《万寿仙书》《寿养丛书》《万育仙书》《遵生八笺》等，对二十四节气导引术均竞相刊载。到清朝时，二十四节气导引术更被编入著名的《四库全书》《中外卫生要旨》等，而使其广泛流传。1895 年，英国德贞（John Dudgeon）将二十四节气导引术翻译成英文，使其开始在海外传播。但由于古代文献的图谱简易、记述文字过于简洁而又晦涩，若无师传、口授，人们很难掌握其法，洞晓其理。

本书所介绍的这套二十四节气导引术，是我在丹医秘传古本《万寿仙书》钞本及多位老师指导与启发的基础上，结合近三十年亲身实践整理而成的。近年来，曾在国内部分地区以及瑞士、法国、日本、美国等国家传授，受到了习练者的普遍欢迎。它不仅是一种养生、保健、防病、治病的方法，同时也是学习和实践中国传统文化如天人相应、人天合一、子午流注、经络藏象以及古天文学、气候学、农业学等内容的一种方法，同时，它也是一种最具有中国文化特色的导引养生术。

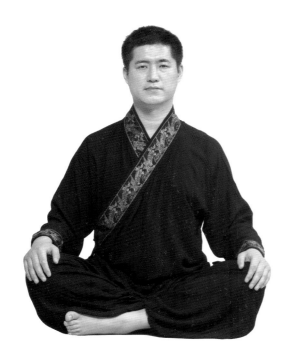

练习姿势

1. 盘坐式

盘坐式,是二十四节气导引术中最常用的一种练习姿势,其中又分为自然盘坐式、散盘坐式、单盘坐式、双盘坐式等,习练者可以根据自己的身体状况和喜好选用,对于初学者而言,散盘坐式是一种很好的练习姿势。

① 自然盘坐式

正身端坐,两小腿交叉,左腿在外,右腿在内,两脚位于两大腿下,脚心斜向外后方。左右腿可以互换练习。年老和身体虚弱的习练者可以采用这个坐式。

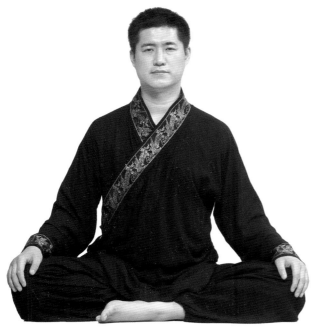

② 散盘坐式

正身端坐,以右脚脚后跟轻轻抵在"会阴穴[1]"处,左脚脚后跟则轻轻抵在右脚脚背的"冲阳穴[2]"处,两腿放松,腿脚的外侧平铺在坐垫上。左右腿内外可以互换练习。

---

[1] 会阴穴位于人体肛门和生殖器的中间凹陷处,是人体任脉的要穴。
[2] 冲阳穴位于足背最高处,足背动脉搏动的地方,是足阳明胃经的原穴。

③ 单盘坐式

正身端坐，以右脚脚跟轻轻抵在
"会阴穴"处，左脚置于右腿上靠
近大腿根部，脚心朝上，两腿放
平。左右腿可以互换练习。

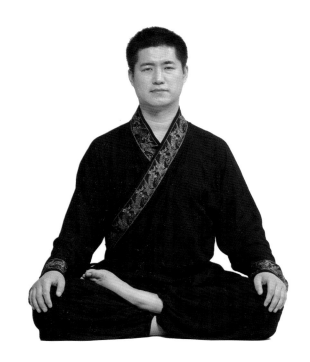

④ 双盘坐式

正身端坐，左脚置于右腿上靠近大腿根部，脚心朝
上，再将右脚置于左腿上靠近大腿根部，脚心朝上，
两腿放平。左右腿可以互换练习。

双盘坐式，两膝与尾闾三点之间正好形成一个等边
三角形，也就是用这个三角形支持全身，所以盘坐姿
势安稳，可以防止在盘坐过程中各种"动触"的发生，
所以古人说盘坐"如大龙蟠"，此种坐法非常有利于
禅修、静坐，故为传统修炼者所重视。

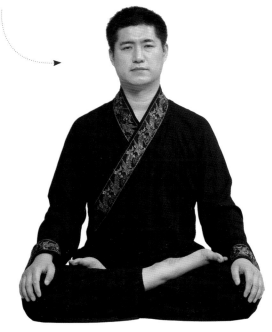

贴心提示

　　盘腿静坐时，腿部气血的运行会逐渐减
慢，同时抵抗外界"邪气"的能力也会随之下
降，所以此时腿膝反而极容易被风、寒等外邪
乘机侵入。因此在盘坐时，需用毛毯围覆双腿，
即使在天气炎热的时候也要用薄布巾或毛巾
覆盖双腿。所有的盘坐式（除双盘坐式外）都
应该在尾闾下用垫子或毛巾稍微垫高，这个方
法可以帮助脊柱竖直，并防止腰部因久坐而导
致不适。

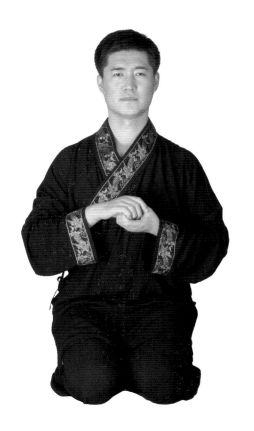

2. 跪坐式

正身端坐，两腿弯曲呈跪姿，两膝靠拢，两足大趾交叉，两脚跟微外翻，脚背着地，脚心向上，臀部坐在两脚跟及其内侧。身体正直，上体与地面成 90°。

3. 平坐式

平坐式，又称为大坐式，即舒腿而坐，两腿自然伸直与上身成 90°，平坐于地，两手掌心向下自然覆按在两膝上。

4. 正坐式

对于一些不方便采用以上姿势进行练习的人而言，可以采用正坐式进行练习。

找一个高度与自己小腿长度相当的椅子，端坐于椅凳的前半部，不要倚靠在靠背上。两脚分开与肩等宽，脚尖向前平正地踏实在地上，上身与大腿、大腿与小腿之间都约成 90°。

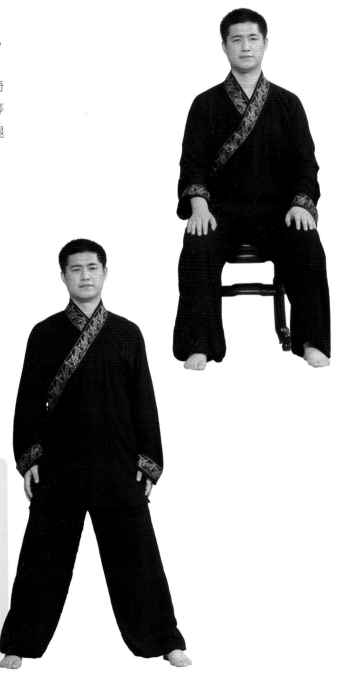

5. 站式

两脚分开，与肩同宽；两脚平行，两膝微屈，松静站立；头正顶悬、竖脊正身，两臂自然垂于身体两侧；唇齿合拢，舌尖放平，轻贴上腭，两眼平视正前方。本式也称为"平肩裆式"。

贴心提示

　　练习时两膝微屈，保持自然放松的状态，不可过分紧绷或过度弯曲，两腿只要不是用力伸直就可以了，膝关节要保持"滑利"的状态，始终体会"在伸展中放松"的意境，只有这样，全身的重量才能够顺利地通过膝关节而传导到两脚及地面，这样有利于全身气血的循环运行，并能够站立很长时间而不感觉到疲乏。

姿势要领

1. 头正顶悬

方法：将下颌微微内收压向喉结，使头正、颈直，百会穴微微上顶。

要领：下颌内收要自然，头要中正，不可低头、仰头。

说明：

① 将下颌稍微内收，头正颈直之后，两耳根会有自发的、微微向上用力提的感觉，与此同时，会感觉到头顶有微微上顶、虚悬的感觉，其中尤以"百会穴"最为明显，所以古人将其称为"提耳根劲""虚灵顶劲""虚领顶劲""百会上顶"等。头正顶悬可以令颈椎和脊柱自然伸直，而不至于过分紧张。既可促进任脉和督脉的气脉交会运行，又可使头正、轻虚而无偏斜之弊。

② 百会穴为督脉经穴，位于头顶中央，头顶正中线与两耳尖连线的交点处。此穴位于人身最高之巅顶，为"三阳五会"，是厥阴之气上会三阳之处，也是阳维脉、阴维脉之大会之处也，因诸多经气聚会于此，故曰"百会"。百会穴于内景功夫及导引中皆极重要，乃非同小可之穴也。

2. 竖脊正身

方法：在上一项"头正顶悬""提耳根劲"之后，将整个脊柱微微向上提起，使脊柱竖直、身体中正。

要领：脊柱竖直，身体不可驼背弯腰、前俯后仰、左右倾斜；伸直的同时还要保持放松，不可过分紧张。这样才能使气血通畅，久坐不疲。

说明：

① 脊柱竖直的标准：假设从发际上四指顶门之处垂一直线，此直线正好通过喉咙、心、丹田，而与会阴穴形成一垂直直线。

② 整个脊柱要在伸展中放松，脊柱的每块脊椎骨都要自然地重叠笔直，松紧合度，有如宝塔之状，故诀曰"腰松脊竖若塔桩"。

3. 两肩齐平

方法：将两肩微微向上提起二三分高，左右两肩同高、齐平。

要领：两肩有微微上提之意，但是不能提起太高，两肩不可以左右低昂、高低不平。

说明：

① 或许有人会问：一般都说"沉肩"，而何以此处说"提肩"呢？沉肩坠肘，乃是"行功动作"之时的基本要求，但是在静坐、站桩及静立之时则不能如此，否则气血反而容易阻塞于肩部。静时提肩，动时沉肩，不可颠倒，否则将差之毫厘，谬之千里！

② 两肩齐平，不仅可以辅助"头正顶悬""竖脊正身"，同时也有助于下一项"飞肘含胸"的正确操作。

4. 飞肘含胸

方法：上述各项操作完毕之后，把两肘尖微微向前内合二三分，有如鸟雀张翅欲飞的样子，使胸部微微内含，同时腹部放松。

要领：两肘微微向前，不要太用力，也不要太多，否则反而容易造成手臂和胸部紧张，使呼吸急促。含胸的主要部位是指胸前"膻中穴"而言。

说明：

① 含胸是控制肺及呼吸的一种主要方式，它有利于气息顺利地升降出入。

② 肺，主司呼吸，也主"一身之气"。这是因为呼吸是全身"真气"运行的动力，调整呼吸，其实就是调整全身"气"的运行。

③ 未得师传者，静坐中容易两肘后挟，形成挺胸之势，这是不对的。可以观察诸佛、菩萨圣像之姿态来帮助领悟这个动作要领。

④ 膻中穴为任脉经穴，位于胸腹正中线，两乳连线的中点，平第四肋间隙。为"上焦"之分野，又为"八会穴"之"气会"，故又称为"上气海"，佛家之合掌当胸、道家儒家之拱手、武家之拳礼皆与此穴有莫大关系。

5. 缄口砥舌

方法：缄口即闭口，即在静坐时要将口唇轻闭，牙齿轻叩，此时，舌尖则自然轻轻地抵在上门牙内牙根与牙龈的交接处，也就是"龈交穴"处，这就是砥舌。

要领：口唇轻闭，自然合拢，嘴角微微后引，似笑非笑，舌尖轻抵上腭，纯属自然，不要用力。

说明：

① 舌抵上腭如果操作不当，对静坐的影响很大。切不可"望文生义"，真的用力翘着舌头抵在上腭，而应当在自然的状态下，舌尖轻轻地抵在上门牙内牙根与牙龈的交接处。**检验的方法是：嘴不张开，**

仅将上下两唇微微张开，此时舌尖则"吧嗒"一声自然从腭龈之间落下，恢复平直的状态，这样才算合乎标准。

② 如果静坐功夫深厚，在静坐中有时舌头会自动紧抵上腭，甚至反转抵住喉咙，古人称其为"反锁鹊桥关"。这在内景功夫中有很精细的经络、气化理论基础，则另当别论。有些误传，让初学者把舌尖有意地翘起抵住上腭，是不合理论的。

③ 静坐重在调心。经曰："舌为心之苗"，舌头是心脏"苗气"的反映之处，而心又是"五脏六腑之大主"，中医故有"望舌"的诊断方法，静坐中要求缄口、砥舌，有利于使"心平"，而心平才容易使气和，进而达到神静、神旺的目的。

④ 龈交穴为奇经八脉中督脉的最后一个穴位，位于上唇内，唇系带与上齿龈的相接处。而任脉的最后一个穴位"承浆穴"则位于下唇凹陷中，由于平时人们说话、吃饭等等，口不能常闭合，故使得任脉与督脉在口腔处不能连接。静养之人常缄口、砥舌，舌抵上腭，用舌头上接"龈交穴"、下连"承浆穴"，通过舌作为连接任脉与督脉的"桥梁"，所以又称为"搭鹊桥"，这样可以使任、督二脉的气脉连接，如环无端，周流不息，形成"周天运转"。

6. 合眼垂帘

方法：两眼上眼皮如"帘子"般自然下垂，两眼之间微露一线之光，目视前下方。

要领：两眼不太张开，也不太合拢，微有垂目观鼻之意，但不可真用力观鼻端，否则时间太久，容易眼睛疼痛。

说明：

① 中医理论认为：五脏六腑之气都向上流注到眼睛，同时眼睛又是"心神"之宅、心灵的窗户，因此在静坐中对眼睛有着特殊的要求。静坐中，如果两眼上视，则"心神"上浮，容易导引气血上行；两眼下视，则"心神"下降，易使气血下行；两眼左右转动，则易使心意散乱、心神不能凝聚；两眼闭合，则易导致昏沉、瞌睡；两眼睁开，则思想容易被"外景"所牵而不能集中。故静坐时，宜合眼垂帘，微露一线之光。

② 鼻端与心垂直，加上手心、脚心都聚向心脏，这样可以使全身精、气、神都聚拢、收敛，正是古传"眼观鼻，鼻对脐"之所谓也。

③ 静坐功夫深厚，肝、心、脾、肺、肾"五气归元"之时，两眼会自然地紧闭并似向内抽缩，这是功夫进步的自然显现，不可与合眼垂帘相混淆。

呼吸方法

呼吸是一个看似简单，其实非常复杂的生命活动，它对于人的健康和生命而言至关重要。

传统理论认为，血液的运行是靠气来推动的，故说"气为血之帅"，而气的运行则靠呼吸的进行来推动，所以呼吸是体内气血运行的原动力。**呼吸的正常进行，是体内气血正常运行的动力和保障。**所以东晋著名的医学家、道学家抱朴子葛洪先生说："明吐纳之道者，则曰唯行气可以延年矣！"（《抱朴子内篇·微旨》）意思是说，懂得掌握呼吸方法的人，称其为行气，认为只有这种方法可以延年益寿！也正因如此，呼吸成为所有导引、练功的一个重要内容。现将二十四节气导引术中最常用的几种呼吸方法介绍如下。

1. 鼻吸鼻呼

传统导引术中的呼吸方法有很多种，其中最著名的有峨眉派九息法，即鼻呼鼻吸、鼻吸口呼、口吸鼻呼、口呼口吸、单呼不吸、单吸不呼、不呼不吸、肚脐呼吸、毛孔呼吸等，这些呼吸方法非常具有代表性。在不同功法、不同目的、不同作用中采用最适宜的呼吸方法，才能取得最佳的锻炼效果。**二十四节气导引术中，除了极个别的几个导引术中采用了口呼口吸、吐纳口诀的方法之外（详见相关功法篇章），一般均采用鼻吸鼻呼的呼吸方法。**

2. 自然呼吸

自然呼吸，是指不改变自己的正常呼吸方式，即日常自然地鼻吸鼻呼的方式。在二十四节气导引术中，除了专门标明闭气、逆腹式呼吸之外，其余均采用这种自然的呼吸方式。**自然呼吸的要求是顺其自然，不加意念支配，对于初学者而言尤为适宜。**

3. 逆腹式呼吸

逆腹式呼吸是腹式呼吸的一种，腹部也参与到了呼吸过程中。在吸气时，胸部扩张隆起，腹部自然内收；呼气时，胸部收缩，腹部自然隆起。

相对于其他呼吸方法，**逆腹式呼吸对内脏器官的影响较大，有类似**

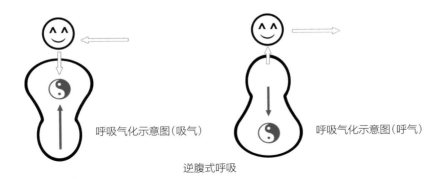

呼吸气化示意图（吸气）　　　呼吸气化示意图（呼气）

逆腹式呼吸

按摩或运动内脏的作用,尤其对于改善肠胃功能有较大的帮助。

传统理论认为,逆腹式呼吸法在吸气时,体内"先天真气"由腹部提升到胸中,同时,由鼻孔吸入自然界之清气的"后天呼吸之气"也进入胸中,先后二天之气在胸中交会融合;呼气时,先后二天之气交融后的真气则缓缓降回腹部丹田,而先后二天之气交融之后所产生的浊气则同时由口或鼻慢慢呼出体外。所以古人说这种呼吸方法有类似"爻变"的作用,有利于心肾相交、水火既济。

逆腹式呼吸法是传统导引练习中"炼气"的一种重要方法,但一定要遵循循序渐进的原则。

4. 闭气

闭气,就是在吸气或呼气结束后暂时屏住呼吸。

需要特别注意的是,闭气时间的长短要因人而异,闭气要在自然和循序渐进的原则下进行,一定不能够用拙力去"憋气",否则反而不利于健康和练功。

古代丹道家认为,闭气是能量转化及绝虑静思的呼吸方法。**闭气的练习,不仅能够激发人体元气的运行,同时还能够帮助凝神入静,对于增强体质、祛病保健、益寿延年有着非常显著的功效。**现代医学研究发现,闭气锻炼对于慢性呼吸系统疾病、循环系统疾病、神经系统疾病等都有较好的疗效。

> **在二十四节气导引术中,常用的闭气方法有三种:**
>
> 第一种闭气法:吸气→闭气→呼气→吸气→
>
> 第二种闭气法:呼气→闭气→吸气→呼气→
>
> 第三种闭气法:吸气→闭气→呼气→闭气→

在练习闭气时常配合收腹、提肛、缩肾等的练习,以发挥先天真气"锁钥"的作用,加强固持"瓶气"的作用。但是闭气的方法,一定要在有经验的老师指导下进行练习,以免发生偏差。切记!

贴心提示

习练者可以单独进行以上几种呼吸方法的练习,待纯熟之后再加入到动作之中。如果过早地开始呼吸与动作的配合,则易顾此失彼,影响练习的进步。

功前练习

（一）峨眉伸展功

由于二十四节气导引术在练习中，有很多的伸展性的动作，还有很多动作到位和稍停顿的静力性伸展，所以在正式练习二十四节气导引术之前，最好能够做一些伸展动作的练习，待全身关节、肌肉、各个部位都得到充分伸展之后再进行练习，会收到事半功倍的效果。

多年来，我一直把"峨眉伸展功"作为每次练功前的伸展练习，也把它作为每天早上起床之后的必修课程。我把这个经验介绍给了国内外众多的老师和学生，都受到了普遍的欢迎和好评。

兹将"峨眉伸展功"的练习方法简要介绍如下，详细内容请另参见《唤醒你的身体——中医形体导引术》一书。

峨眉伸展功动作顺序及名称为：

第一式　颈项式

松静站立

1. 双脚平行，相距与肩同宽，松静站立；两手叉腰，拇指在后，轻按腰眼；下颏微收，虚灵顶劲，周身中正。

左右转头

2. 头水平向左侧转动，稍停；再转回正前方；然后再水平向右侧转动；如此左右重复三次。

左右侧弯

3. 左耳向左肩靠拢，稍停后还原，再向右侧进行相同动作；左右重复三次。

前屈后伸

4. 头前俯，稍停后还原，再后仰；前后重复三次。

左右环绕

5. 头部前俯，向左→后→右→前环绕三圈，再循反方向环绕三圈。

还原动作

6. 抬头，两臂还原体侧，松静站立。

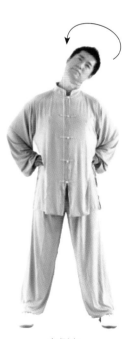
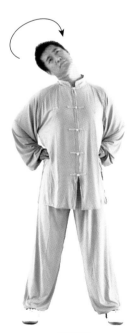

左侧弯　　　　　　　　右侧弯

第二式 肩肘式

屈肘点肩

1. 两脚并拢,双臂以中指指尖带动由体侧上举至头顶上方,在头上方合掌仰头,目视两掌,稍停;低头平视,两掌下落,两中指自然轻点在肩上。

前后伸展

2. 两肘尽量向胸前靠拢,稍停,然后再尽力后展,稍停;前后重复三次。

上下伸展

3. 两肘向上,在头后尽量靠拢,稍停;两肘下落,尽力向胁肋靠拢,同时展肩扩胸,稍停;上下重复三次。

前后环绕

4. 两肘循前→下→后→上→前的方向环绕三圈,再循反方向环绕三圈。

还原动作

5. 两手在头后合掌;中指带动伸臂、仰头;两臂分开成侧平举;头还原,两眼平视前方,转掌心向下,两臂还原体侧,松静站立。

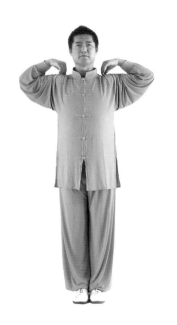
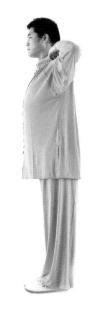
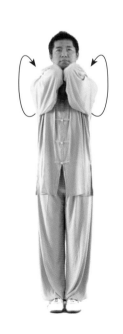
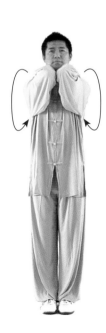

第三式　腕指式

伸臂握拳

1. 以中指带动两臂由体前抬起,至与肩部相平,掌心向上。

2. 由拇指开始,五指依次用力"握固"成拳。

3. 由小指开始,五指依次打开,同时转掌心向下。

4. 以中指带动双臂向身体两侧打开成一字。

前后旋腕

5. 由拇指开始,五指依次用力"握固"成拳。

6. 两拳循前→下→后→上→前的方向环绕3圈,再向反方向环绕3圈。

7. 由小指开始,五指依次打开。

伸臂握拳

8. 以中指带动双臂向前收回,掌心向下。

9. 由拇指开始,五指依次用力"握固"成拳。

10. 转掌心向上,由小指开始,五指依次打开。

还原动作

11. 两臂还原体侧,松静站立。

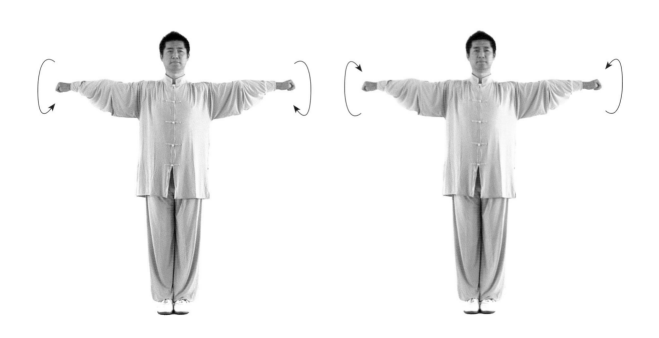

第四式　摇头摆尾式

伸臂上托

1. 双手十指交叉,掌心向上,上托至胸前,再转掌心向上至头顶上方。

2. 双臂伸直,掌心向上,同时抬头,目视两掌,稍停。

3. 头部还原,两眼平视前方。

双臂伸展

4. 双臂用力上撑,放松,再上撑,重复三次。

胁肋伸展

5. 以腰为支点,上半身弯向左后方。

6. 两臂在头后屈肘,以左臂带动右臂伸展右侧胁肋,稍停。

7. 还原到双臂伸展,向右侧进行相同动作;左右重复三次后还原。

摇头摆尾

8. 仰头,目视两掌,上身前屈,双手尽量接近地面直至与地面接触。

9. 塌腰,头和尾闾尽量上翘。

10. 头部及臀部同时向左摆动,然后向右摆动;左右重复三次。

还原动作

11. 身体慢慢直立,两臂还原体侧,松静站立。

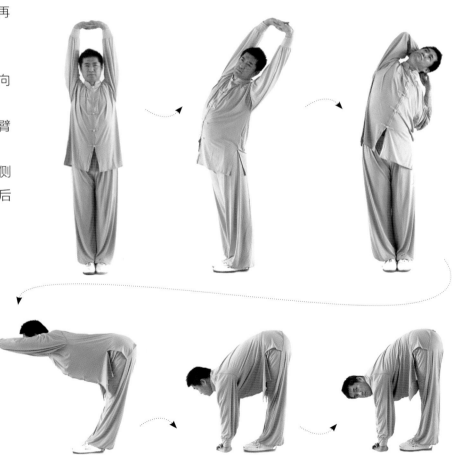

第五式　旋腰式

左右旋腰

1. 左脚横开至两脚间距离略比肩宽。

2. 中指带动两臂侧起成一字,掌心向下。

3. 以腰带动两臂向左后方水平转动至接近极限。

4. 右手搭于左肩,左手反贴于右腰,头部尽量向左后方向转动。

5. 双臂伸直成一字,以腰带动两臂转正。

6. 向右侧做反向动作,左→右重复三次。

还原动作

7. 身体转正,两臂还原体侧,松静站立。

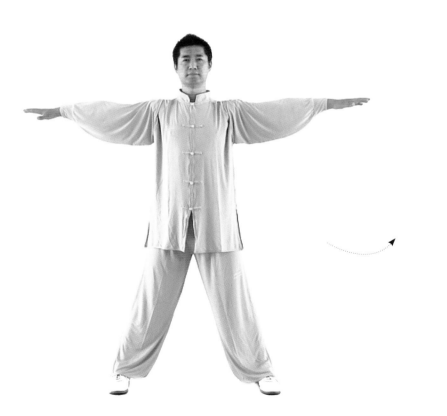

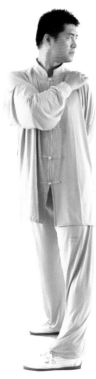

第六式　胁肋式

左右侧弯

1. 中指带动两臂侧起成一字，掌心向下。

2. 中指带动，右臂向上同时外旋至掌心向左，左臂向下，掌心向右，两臂尽力伸展。

3. 两臂屈肘，左手反贴于背部，掌心向后，右手轻抱脑后，右肘向后展开。

4. 身体向左侧弯屈，尽力伸展右侧胁肋，稍停。

5. 身体直立，两臂还原成一字。

6. 向右侧做反向动作；左右重复三次。

还原动作

7. 身体直立，两臂还原体侧，松静站立。

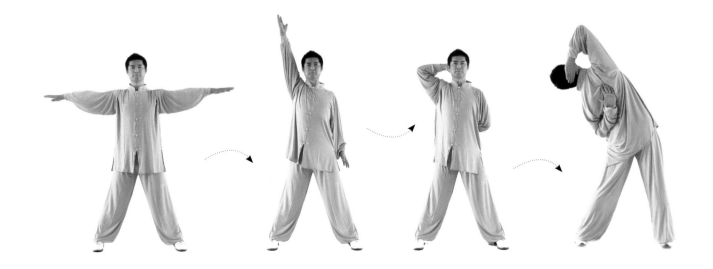

第七式　双角式

抬臂塌腰

1. 双手十指于身后交叉,双臂伸直并尽力抬高。

2. 塌腰,仰头,尾闾上翘。

下蹲前俯

3. 双腿弯曲下蹲,头向两腿间尽力靠拢。

4. 保持头部向两腿间靠拢的姿势,双腿慢慢伸直,同时两臂尽力向前伸展。

5. 抬头伸腰,身体直立,稍停。

头身后仰

6. 身体尽力向后伸展,稍停。

还原动作

7. 身体直立,两臂还原体侧,松静站立。

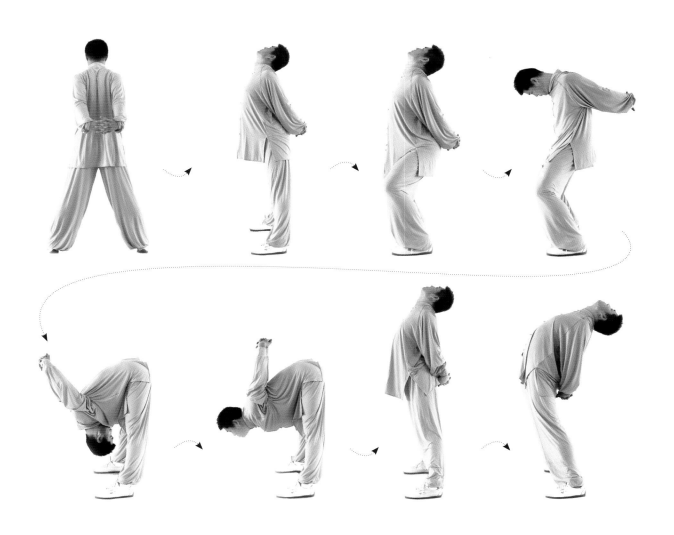

第八式　腰胯式

转动腰胯

1. 双脚平行,相距与肩同宽,松静站立;两手叉腰,拇指在后,轻按腰眼;下颌微收,虚灵顶劲,周身中正。

2. 腰胯部循左→后→右→前→左水平转动三圈,再循反方向转动三圈。

还原动作

3. 两臂还原体侧,松静站立。

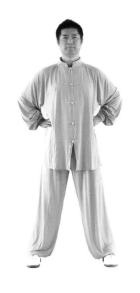
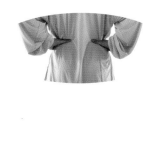

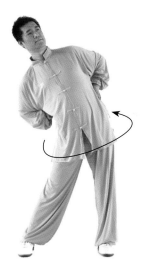
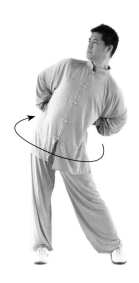

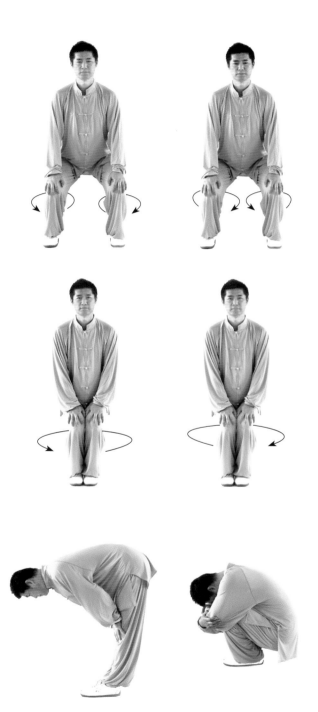

第九式　旋膝式

扶膝下蹲

1. 双脚平行，相距与肩同宽，两腿微蹲，双手扶按两膝盖。

内外旋转

2. 两膝关节内旋三圈，外旋三圈。

左右旋转

3. 双脚并拢，两膝向左→后→右→前→左转动三圈，再循反方向转动三圈。

上下屈伸

4. 两膝伸直→弯屈下蹲→再伸直，重复三次。

歇息动作

5. 屈膝下蹲，双臂环抱腿部，头面向两膝中间靠拢，全身放松，稍停。

还原动作

6. 身体直立，两臂还原体侧，松静站立。

第十式　展腿式

左弓右展

1. 左脚向左侧迈一大步，身体转向左；左腿弓，右腿向后伸展。

2. 双手十指在头顶上方交叉，掌心向上；手臂向后上拉伸，上半身后弯。

右弓左展

3. 身体转向右侧进行相同动作，左右重复三次。

还原动作

4. 腿伸直，身体转正，两臂还原体侧，松静站立。

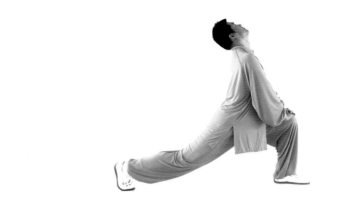

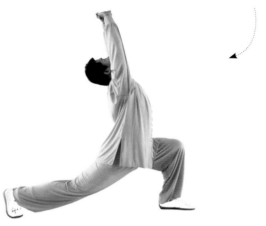

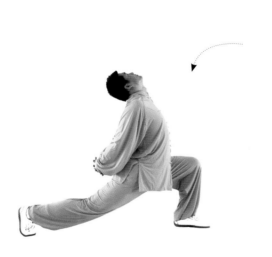

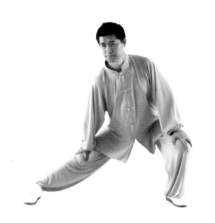

第十一式　仆腿式

左右仆步

1. 双手扶按两膝或两腿上；左腿下蹲，右腿伸直成仆步并尽量伸展。

2. 对侧练习，动作相同，方向相反；左右重复三次。

还原动作

3. 两腿及身体伸直，左脚收回，两臂还原体侧，松静站立。

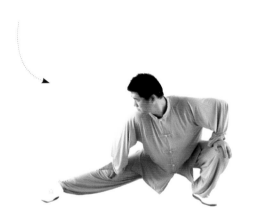

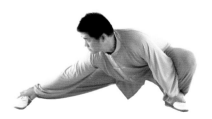

第十二式　左顾右盼式

上身前俯

1. 左脚向左侧迈一大步，左手在身后握住右手手腕，上身前俯，头面向左腿靠拢，稍停；以腰带动，上身再向右腿靠拢；左右重复三次。

左顾右盼

2. 头部带动上半身水平前伸，引腰展体。

3. 上半身水平向左摆动，至极限后微转体后瞧。

4. 回到中间，成引腰展体的姿势。

5. 再向右侧转动，动作相同，方向相反。

6. 左右重复练习三次。

还原动作

7. 身体转正，恢复直立，左脚收回至与肩同宽，两臂还原体侧，松静站立。

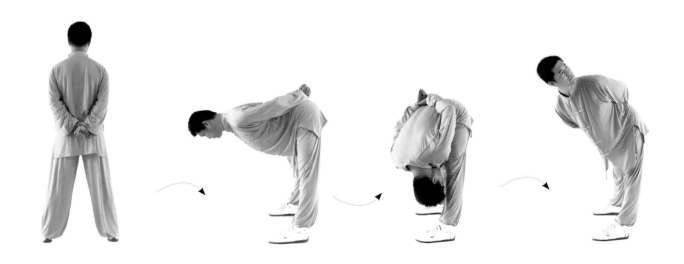

（二）哈气放松功

放松，几乎是所有导引、气功、太极的基本要求。这里所说的放松，并不仅仅是指身体的放松，同时还包括呼吸、精神方面的放松。我们可以在每次练习导引术之前，做几次深呼吸，这样可以收到很好的效果。

峨眉派的哈气放松功是一套简便易行、见效迅速的呼吸放松法，非常适合初学者，并且对于疲劳的消除以及抑郁症、高血压、糖尿病、中风等都有很好的效果，其方法简述如下：

呼吸放松法可以选择站立、端坐等姿势。

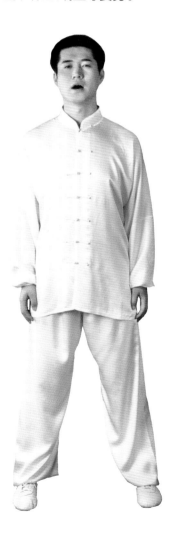

第一段：放松身体后面。自然呼吸几次之后，鼻吸气，同时头微仰，身体其他部位不动，保持放松，略停 3~5 秒钟；嘴呼气，并吐"哈（ha）——"音，同时头颈放松还原，呼气时注意力集中在头、颈、背部，感觉自己身体背面随着呼气吐音和动作慢慢放松，一直放松到尾闾骨。

第二段：放松身体前面。鼻吸气，身体维持原有姿势，保持放松，没有任何动作；以嘴呼气，同时吐"哈（ha）——"音，无身体动作，呼气时注意力逐渐由前额到胸部，再到腹部，感觉自己的身体前面随着呼气吐音慢慢放松，从胸腹一直到小腹。

第三段：①放松身体侧面及上肢。鼻吸气，同时头微仰，两手臂从体侧抬起，掌心向下至头两侧上方，身体其他部位放松，并保持原有姿势。

②嘴呼气，口吐"哈（ha）——"音，同时头及手臂随之还原，呼气时注意力集中在手臂、上肢及身体两侧，感觉自己上肢和侧面随着呼气吐音和动作慢慢放松。

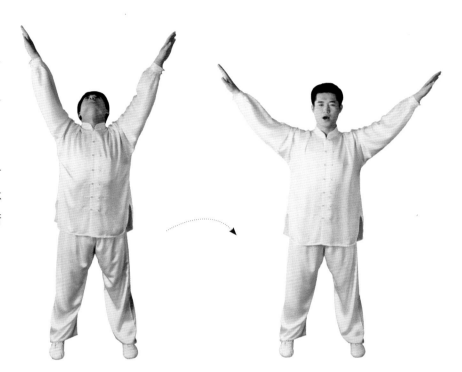

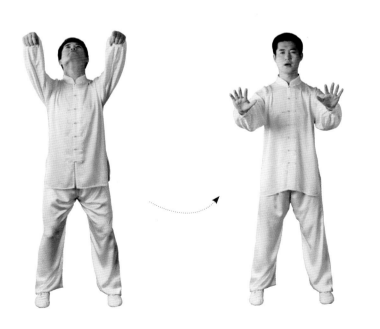

第四段：①放松全身。鼻吸气，同时仰头、塌腰，尾骨翘起，两手臂由身体前方向上提起，腿微屈（若采取坐姿，腿部不用移动）。

②嘴呼气，口吐"哈（ha）——"音，同时全身还原，手臂缓缓落下，呼气时注意力集中在腿部，感觉自己全身，尤其是腿部随着呼气吐音和动作慢慢向下放松。

功后导引

在二十四节气导引术古代图谱关于"导引"的文字描述当中，多处都有关于叩齿、吐纳、漱咽、咽液的记载。由此可知这些导引的方法，在二十四节气导引术中有着重要的作用。这些导引保健的方法，除了其简单、有效的保健、养生作用之外，通常还被作为禅修、静坐、导引、练功之后的结束性导引动作的练习，通常被称为"功后导引"。**功后导引，一方面可以增强正式导引的"正作用"，另一方面又可以将有可能产生的"副作用"减小到最低。**

下面介绍二十四节气导引术中最常用的几种功后导引法，这些方法既可以单独练习，也可以在每次练完导引术后进行练习。

1. 叩齿

传统理论认为：齿为骨之余，而肾主骨。牙齿坚固，则肾气不衰。所以叩齿成为传统修炼的一项重要内容。

方法：口唇合拢，上下门牙轻轻叩击 36 次，然后再叩击后牙 36 次。

要领：叩齿时要徐缓轻微，不可叩得太急或太响。

功用：固齿生津、提神醒脑、健脾和胃、补肾壮骨。

2. 搅海

搅海，也称为赤龙搅海。舌头色红而转动灵活，故被古人称为"赤龙"。舌头在口腔内不住搅动，可促使口内津液大量分泌，津液满口如"海"，故曰"搅海"或"赤龙搅海"。

方法：口唇轻闭，舌前部抵牙龈外侧转动，方向如下：上门牙→左上臼齿→左下臼齿→右下臼齿→右上臼齿→上门齿龈，重复三次，反方向重复三次。

舌前部抵牙龈内侧转动，方向如下：上门牙→左上臼齿龈→左下臼齿→右下臼齿→右上臼齿→上门牙，重复三次，反方向重复三次。

要领：使上下唇颊和舌侧各个部分牙龈均被充分按摩。

功用：生津、滋阴、养心、补肾。

3. 漱咽

漱咽，也称为咽液，鼓漱吞津。传统理论认为：唾为肾之液，乃肾之真阴所化。所以唾液不能随意吐出，并且被列为修炼"禁忌事项"的重要内容之一。口内津液，尤其是禅修、静坐、导引中所产生的津液，更被形容为"玉液"。将津液如法吞入，意达丹田，也成为一个重要的修炼内容，而被称为炼津成精、玉液还丹之法，是炼精化气、炼气化神、炼神还虚的基础。

方法：用搅海所得的津液做鼓漱的动作 36 次，然后将口内津液分三次慢慢咽下，意达丹田。

要领：鼓漱时，津液在口腔内如翻江倒海，洗漱口内各个部位；津液咽下时要汩汩有声。

功用：滋养五脏、荣养周身，健脾开胃、增进食欲，滋阴潜阳、养心补肾。

4. 浴面

面部的神经和血管分布十分丰富，中医认为是全身气血最旺盛的一个部位。通过面部的观察，可以了解体内脏腑、气血运行的状况。同理，经常做面部的按摩导引,不仅可以改善面部的气血循环状况,促进面部肌肤的新陈代谢,加强面部肌肤的营养,保持面部肌肤良好的弹性,从而减少皱纹,消除面部痘疮等,达到美容保健的目的。此外,经常做面部按摩还可以改善体内脏腑气血的运行。

方法: 先将两手搓热,再如"浴面"一般轻轻搓擦面部、两耳、颈项等处。

要领: 浴面时,要意念、动作结合在一起。

作用: 美容保健、提神醒脑、缓解疲劳、防治感冒。

5. 拍打

拍打,作为按摩的一种重要手法,有着简单易行、效果显著的特点。拍打可以调畅气血、激发经气、疏通经络、醒神开窍。拍打以手足阴阳经络的循行为序,从足三阳→足三阴→手三阴→手三阳,皆顺经络运行方向进行,故能调整全身气脉运行,消除气滞血瘀,强壮身体功能。

方法: 以两手轻轻拍打全身,顺序及部位依次为:

面部→头部→脖子→后背→腰部→臀部→两大腿外侧→两小腿外侧→两脚外侧→两脚内侧→两小腿内侧→两大腿内侧→腹部→胸部→右手拍打左上臂内侧→左前臂内侧→左手掌→左手背→左前臂外侧→左上臂外侧→左肩→左手拍打右侧上臂内侧→右前臂内侧→右手掌→右手背→右前臂外侧→右上臂外侧→右肩→两手拍打胸部→腹部。

功用: 促进全身血液回流,调整全身气脉运行,疏通手足阴阳经络,消除气滞血瘀,增强身体功能。

贴心提示

✓ 拍打时力量要轻,密度要大,一掌紧接一掌,不要间断。

✓ 拍打时,两手尽量放松,运用腕力,用力要适中。

✓ 拍打要按照上述的顺序进行,不应自己随乱拍打。

诀窍篇

从身心合一到天人合一

古人认为,修行到一定境界时,人可以控制自己的身、心,并使其与时间、空间等同步,达到所谓"天人合一"的境界。达到这种境界的人也才能称为"真人"。正如《黄帝内经》所言:"余闻上古有真人者,提挈天地,把握阴阳,呼吸精气,独立守神,肌肉若一,故能寿敝天地,无有终时,此其道生"。

不过,在古人看来,天人合一并不仅仅是一种空说的理论,要达到这个目标,不仅需要长期的实践与修炼,同时还需要系统的技术和方法。其系统简要而言,大致可以分为以下几部分:

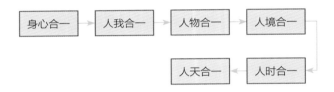

由此可知,要达到天人合一的前提和基础是人的身心合一,只有对自我的身心有足够的调控能力之后,才有可能向更高的境界迈进。同时,身心不合一也是造成疾病、痛苦、烦恼的重要根源,所以历代医家、养生家,甚至佛、道,都把自我身心的锻炼作为重要的修持内容。或导引,或吐纳,或存思,或观想,法虽千变万化,而理则一也。

导引四字要诀

学练二十四节气导引术,和学习其他导引术尤其是峨眉伸展功一样,要遵循导引术最基本的四字要诀——"大、慢、停、观",兹简述如下,详细可参见笔者《唤醒你的身体——中医形体导引术》一书。

1. 大——使气血畅达全身

做导引术时,第一步,**动作一定要大,要伸展,不要一上来先想放松,这一点很重要。只有这样才能有利于气血的运行,有利于将气血运行到全身各处,甚至毫发末端。**所谓大则圆,圆则空,空则通,通则泰。此峨眉诀所云"圆空法生"之意也。

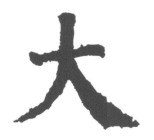

2. 慢——时、空的控制

传统中医和养生理论认为,形、气、神三者协调统一是生命和健康的基础。在这三者中，人的神刹那间可以周游十万八千里，人的气则常壅塞不通，而人的形体则常气血瘀滞、经脉不畅，故形、气、神三者常不相和谐，进而成为疾病、痛苦、烦恼的根源。用慢的方法，不仅可以达到收心入静、吐纳运气、行气导脉、导引炼形的功效，而且还可以通过慢的方法，使形、气、神三者协调统一。这种方法从气脉内景的角度而言，是一种时、空的控制方法。

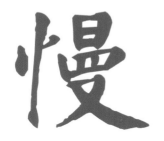

3. 停——等候"气"的到来

诚如上言，导引不仅要慢，有时还需要停，需要等候。如站桩何故？候气也！针灸中，留针何故？候气也！武功中所谓形断神连而以候气至。停，等候，是给气血交融足够的时间和空间罢了。

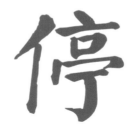

4. 观——发现

导引过程中，始终保持清静之心，静静观察身体的动作，以及这些动作给身体的哪些部位带来怎样的变化，这些动作给呼吸、内心甚至周围的环境带来怎样的变化，但面对这些变化，只要静静地观察就好了，此法久久行之，越行越妙！

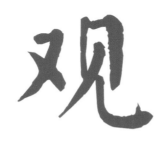

导引与屈伸

在很多导引术中，尤其是在峨眉伸展功与二十四节气导引术中，我们一直强调**动作要伸展，动作移动路线要尽量是简洁的直线，动作的转折要尽可能是"直角"**，这是为什么呢？

我们做一个形象的比喻，就比较容易理解了。

如果把我们的身体、血管、经络等比喻为一条输水的管道的话，那么气血就好比是水；"伸展"就是把管道疏通，成为气血流动的基础和条件；"直线"是减少弯道，这样最有利于气血在管道中流动并减少消耗；"直角"则好比控制管道和水的阀门，可以有效地调节和控制气血的运行。

没有伸、直，则管道中无气血所运，阀门就没有任何意义；没有阀门的调节与控制，则气血失其锁钥之用，气血漫流、消散殆尽，故有失导引之目的。所以，伸，是基础；直，是条件；角，是关键。

请细细品味这段话的内涵。

导引就是通过肢体这样一伸一屈、一松一紧的练习，逐步达到调节和控制体内气血的运行，进

四季导引各有侧重

而达到对呼吸、心灵进行调控的目的，它是古人千百年来养生智慧的结晶，是对"时"、"空"控制的一种方法。实际上，这也是"导引"之本意。正如古人所言，"知屈伸之法者，则曰唯导引可以难老矣"。能够真正明白肢体屈伸方法的人，称其为导引，认为只有这种方法可以让人不容易衰老！

春生、夏长、秋收、冬藏，四季转移，寒暑交叠。人作为大自然的一分子，气血阴阳、升降开合亦随之运化。四季生理、病理皆不同也。如《素问·金匮真言论》说："东风生于春，病在肝，俞在颈项；南风生于夏，病在心，俞在胸胁；西风生于秋，病在肺，俞在肩背；北风生于冬，病在肾，俞在腰股；中央为土，病在脾，俞在脊。故春气者病在头，夏气者病在脏，秋气者病在肩背，冬气者病在四肢。"

四季气候的变化，会直接影响人体的生理、病理变化。特别是年老体弱以及有慢性病的人更加敏感。遇到暴冷、暴热或梅雨季节，就会出现关节酸痛，头昏脑涨，胸闷气急和咳嗽多痰等症状。因此，通过导引、吐纳、饮食、医药等一系列的方法，增强人体的气机功能，以适应气候变化，不使寒热外邪侵袭为病，是非常必要的。

所以，四季导引，各有侧重。如在二十四节气导引术中，**春季导引以头颈及气的升发为主，以应肝；夏季导引，以手足及气的开散为主，以应心；秋季导引，以胸腹、脊柱及气的收敛为主，以应肺；冬季导引，以腰腿、手足及气的沉降为主，以应肾。**此乃"人法地，地法天，天法道，道法自然"之理也。

此以春季导引为例，余可以此推知。

春季六个节气的导引术，虽然形态各异、各不相同，但仔细观察和体会，你就会发现其有一个共同的特点，就是都有头的动作，这是为什么呢？

中医理论认为，头为一身阳气最集中、最旺盛的部位。导引术中，头部的左右、上下、倾倚、环绕的练习，不仅对头面、颈项局部有锻炼的作用，更重要的是可以起到促进全身阳气生发、提升、输布的作用。传统的气功、太极、导引等功夫特别强调百会上顶、虚领顶劲，以及峨眉伸展功、天罡指穴法（内功推拿）的第一个动作均是从"头"开始，原因就在于此。

又，头在人体中居位最高，犹如树木之巅，宜招风至而善动，故经云"巅顶之上，唯风可到"。肝之经脉，正如峨眉内景经脉诀所言，"从足兮入腹上巅”,肝的经脉从脚趾开始向上循行直达头顶,而肝在五行属木,主升,故与春气相应。

春季养生要顺应春天阳气生发、万物始生的特点,注意保护阳气,着眼于一个"生"字。按自然界属性,春属木,与肝相应。肝的生理特点主疏泄,在志为怒,恶抑郁而喜条达。在精神方面,要力戒暴怒,更忌情怀忧郁,做到心胸开阔、乐观向上,保持心境恬愉的好心态。同时要充分利用、珍惜春季大自然"发陈"之时,借阳气上升,万物萌生,人体新陈代谢旺盛之机,通过适当的调摄,使春阳之气得以宣达,代谢功能得以正常运行。

各具特色的导引术

1. "四立"导引术

立春、立夏、立秋、立冬四个节气的导引术,分别是春、夏、秋、冬四个季节中的第一个导引术,也是这个季节中最有代表性的导引术。例如,立春导引术从"头"开始,立夏导引术以腿、足的锻炼为主,立秋导引术则以胸、腹及脊柱的动作为主,立冬导引术则以手臂动作为主,这些导引术的重点也说明了这个季节导引术的重点。

2. "两分""两至"导引术

春分、夏至、秋分、冬至(合称为两分、两至)这四个节气的导引术,分别是春、夏、秋、冬四个季节中最中间的一个导引术,也是这个季节中最重要的导引术;春分、秋分是一年中阴阳最平衡的时节,夏至是一年中阳气最旺盛的时节,冬至是一年中阴气最旺盛的时节,所以古代养生家均把"两分""两至"作为导引术及养生在一年中最重要的时刻。

3. 季末导引术

谷雨、大暑、霜降、大寒这四个节气的导引术,分别是春、夏、秋、冬四个季节中的最后一个导引术,虽然各自在不同的季节,但细细体会,从内景的角度来看,不难发现这四个导引术中竟然有着许多相同与类似之处。

4. 最具"导引"特点的导引术

谷雨、芒种这两个节气的导引术,对于初学者而言,是最具有"导引"之特点的,因其可以让初学者体会到动作的屈伸、松紧对体内气血运行的影响、引导与控制。若从"气脉内景"的角度而言,我们要努力从这两个导引术的练习过程中,逐步体会和掌握从动作、呼吸、意念的导引练习,逐步进入到气脉、内景功夫的练习。一旦掌握了这种方法,我们还需将其逐步应用并扩展到二十四节气里其他节气导引术的练习之中,甚至是各种导引功夫的练习之中。我认为,也只有进入到这步功夫,才算是真正的"气脉"功夫的练习,真正"内景"功夫的练习。学者可以举一反三、触类旁通。

呼吸与动作的配合

5.“炼气”导引术

立秋导引术,是二十四节气导引术中第一个把呼吸与动作结合起来进行练习的导引术,不仅有吸气、呼气的练习,同时还加入了闭气的练习方法。从这种动作与呼吸配合练习的过程中,逐步熟练并掌握这种方法,然后再应用到其他导引术之中。在导引术中加入了呼吸的练习方法,会大大加强对气的导引与控制作用。

以上导引术,需要勤加练习、细细体会。

一般来说,导引术的练习,在掌握规范的动作及其要领,并经过一段时间的实践和练习之后,就可以开始在动作的同时,加入呼吸的配合练习。这种配合练习,不仅有呼气、吸气的练习,而且也有闭气等的练习。以立春导引术为例:

两掌前起→吸气;

两臂内旋→呼气;

屈肘、收掌至左乳前→吸气;

两掌下按至大腿→呼气;

耸肩、按掌→吸气;

头颈转动(包括转头右视、转头正前)→闭气

松肩、松臂→呼气;

两掌侧伸→吸气;

臂掌还原→呼气;

……

原计划把这种动作与呼吸配合的详细练习方法写出来并在本书中公开,但思虑再三,还是暂时没有把它公开,主要原因如下:

首先,呼吸的练习,总以匀、细、柔、长,自然顺畅为原则。若过分注重动作与呼吸的配合,不仅会影响动作的要领、思想的安静,而且太过注意呼吸,反而更容易造成呼吸急促的现象。

其次,一呼一吸,直接影响和推动体内气血的运行。若呼吸的方法练习不当,极易造成气血的紊乱、身体的不适,甚至严重到岔气、走火等偏差现象的发生。

所以,若没有专门老师的指导,读者应以导引动作和自然呼吸的方法练习为主,更不可以主观地在动作过程中,强行加入吸气、呼气或者闭气的练习。

练功次第

做任何事情都要有讲究次第，就好比煮饭一样，洗米、加水、放锅、烧火、煮饭，顺序不能颠倒。否则虽然样样条件具备，如果顺序颠倒，依然不能完成煮饭这件事情。练功则更是如此。

学练二十四节气导引术一定要按部就班、循序渐进，才能够层层递进、步步提高自己的水平。

先从动作，再到细节，然后配合呼吸、吐纳、意念，进而进入内景、外景等的变化，直至明理达慧、身心俱妙。

练功时间

二十四节气导引术，是一套非常重视日期、时间与方向的导引术，但是关于二十四节气导引术具体练习时间的问题，历来有很多种说法。本书在每个节气导引术中都为读者介绍了几种练习时间，供大家选用，其体例及简要说明如下：

1.《万寿仙书》钞本：《万寿仙书》由于版本及师传的不同，其中所记载的练功时辰也有所不同，现将世传《万寿仙书》及丹医秘传《万寿仙书》钞本中所记载的练功时辰一并列入本书中，供习练者研究参考之用。

2. 一日二十四时：系指根据"一日见四季，四季如一日"的理论，把一天十二个时辰、二十四个小时与一年二十四个节气相对应，而计算出的练功时间。

3. 节气开始之后十五天内的任意时间。

4. 自己喜欢练习的任意时间。

对于练功时间这个问题，我个人的体会和经验认为：

对于初学者而言，因全身气脉未通，所以身体对外界环境以及时、空等变化的感觉灵敏度很低。此时，可以不必理会具体的练习时间与方向，也就是说可以在任何时间与方向进行练习。

至于练功有素者，因其全身气脉通畅而旺盛；或体弱多病、气血虚弱者，其抵御外邪之力较弱，这两种人往往对外界气候、事物以及时、空的变化十分敏感，此时，若能采用适宜的时间和方向练习导引术，可以收到事半功倍的效果。换言之，就是体弱多病或练功有素者，针对不同时间、方向练习导引术，可以提高功效。

附：二十四节气导引术练功时辰方位图

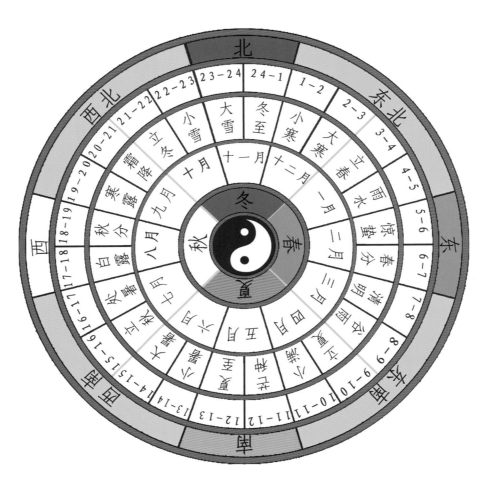

二十四节气导引术练功时辰方位图

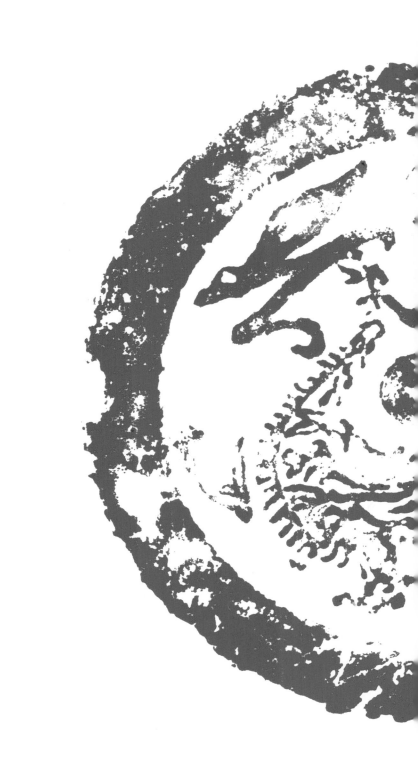

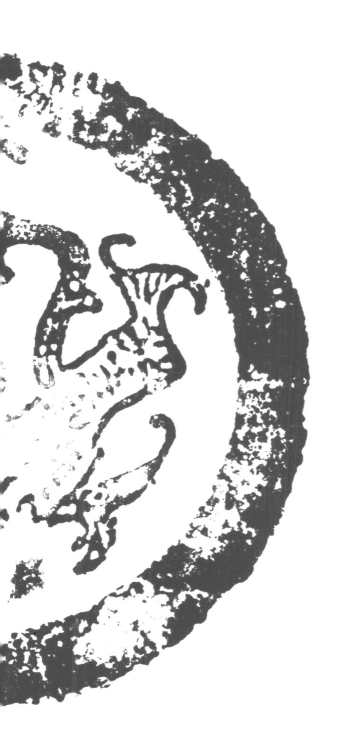

春季导引篇

第一式　立春叠掌按髀式

立　春

早在 2000 多年前,我国古人就把立春、立夏、立秋、立冬这四个节气当成春、夏、秋、冬四个季节的开始,这四个节气是划分和反映四季更替的重要节气,也合称为"四立"。

立春,为一年二十四个节气中的第一个节气,也是春季的第一个节气,每年太阳运行至黄经 315°时即为立春。立春节气,一般是从每年的 2 月 5 日前后开始,到 2 月 20 日前后结束。

立,是开始的意思,立春就是春季的开始,正如古人所说:"立,始建也。春气始而建立也",故名立春。

立春,是一个带有转折性的节气,也预示着新的一年的开始。这个时期虽然还只是刚刚拉开了春天的序幕,我们还不能够感受到真正意义上的春天的到来,但是从此刻起,气温、日照、降雨,都开始趋于上升、增多的趋势。对于人体而言,升发肝胆少阳之气,以应春生、春升的自然规律,是立春导引术的重点和要点。

丹医理论认为:"头为诸阳之会",是全身阳气最为集中和旺盛的部位。**立春导引术中,重视头部左右转动、拔伸的练习,正是"从头开始"和提升、引动全身阳气的具体体现与方法。再加上"两臂前起半阴阳",从而运动两侧胁肋的经脉,以及左右争力等的练习方法,共同起到升发阳气、调和气血,增强体质以御风邪侵害之功,而与春天自然之气相应。**

习练者需细细体会与品味立春导引术之丰富内涵,才有望达诸妙境。

立春三候

立春三候为:初候,东风解冻;二候,蛰虫始振;三候,鱼陟负冰。

意思是说:立春节气之后五日,东风送暖,大地开始解冻;再五日,冬眠而蛰居的各种虫类开始慢慢苏醒、蠢蠢欲动;又五日,河里的冰开始渐渐溶化,鱼也开始向上到接近水面的地方游动,此时水面上还有尚未完全融化的碎冰片,就好像被鱼背负着一样在水面浮动。

蛰(zhé):动物冬眠,藏起来不吃不动:入蛰。惊蛰。蛰伏。蛰虫。蛰居(像虫子冬眠长期躲在一个地方,不出头露面)。

振:动也。

陟(zhì):升也,高也。

《四时坐功却病图诀》原文

立春正月节，运主厥阴初气，时配手少阳三焦相火。

每日子、丑时，叠手按髀，转身拗颈，左右耸引，各三五度。叩齿、吐纳、漱咽三次。

治病：除风气积滞，项、耳、肩、背、肘痛。

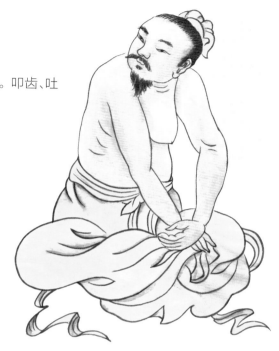

叠掌按髀式

两掌相覆谓之叠掌，髀是指大腿的意思。

叠掌按髀式，是通过耸肩向上与两掌按"髀"向下的动作，使身体上下对拔拉伸，状如汉字"立"的样子。此式导引可使气血处于"开"与"升"的状态，应合了春属木、主生发的春季养生特点，所以叠掌按髀式成为"立春"节气的导引术。

叠掌这一动作在传统导引术中多有出现，两掌相叠有利于达到阴阳和合的目的。人体的上下、左右有阴阳之分，左右两掌有气分与血分的区别，经云"孤阴不生，独阳不长"，唯有阴阳和合、阴阳扭抱才能达到阴阳平衡的健康状态。

口 诀

东北起练，两臂抬前。平行相对，后臂平肩。
旋臂叠掌，左地右天。神存何处？中指之尖。
屈臂收掌，至左乳前。掌按髀上，微微耸肩。
收腹提肛，身形端严。转头右视，动至极限。
缓缓回收，头转正前。放松肩臂，气降丹田。
两臂侧伸，如按琴弦。沉肩坠肘，下落还原。
反向导引，其法同前。左右交替，术在斯焉。

导 引

请扫描二维码
◁ 观看演示视频

第一式
立春叠掌按脾式

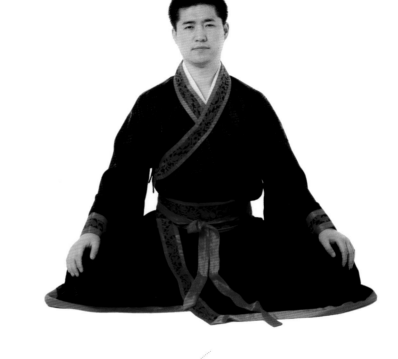

1. 采用盘坐式（散盘、单盘、双盘均可），两手自然覆按于两膝，正身端坐，呼吸均匀，思想安静，全身放松。

2. 接上式，两掌带动两臂由体前慢慢抬至与肩相平，掌心相对、指尖向前，两臂平行。

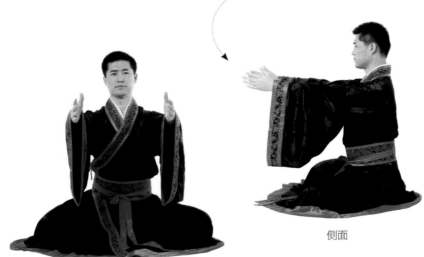

正面

侧面

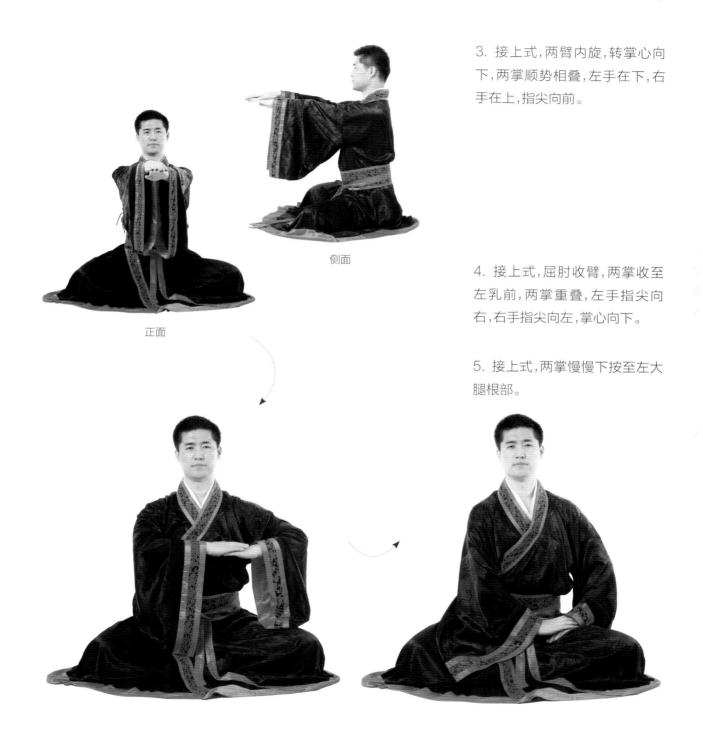

正面

侧面

3. 接上式,两臂内旋,转掌心向下,两掌顺势相叠,左手在下,右手在上,指尖向前。

4. 接上式,屈肘收臂,两掌收至左乳前,两掌重叠,左手指尖向右,右手指尖向左,掌心向下。

5. 接上式,两掌慢慢下按至左大腿根部。

6. 接上式,两掌根下按,两肩微耸,臂肘微伸,身形端正,同时收腹提肛。

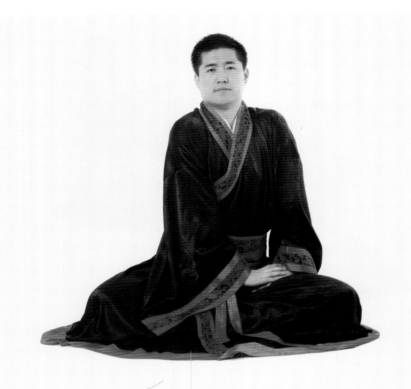

7. 接上式,头颈水平缓慢向右侧转动至极限,动作略停。

8. 接上式,头、颈缓慢转向正前方。

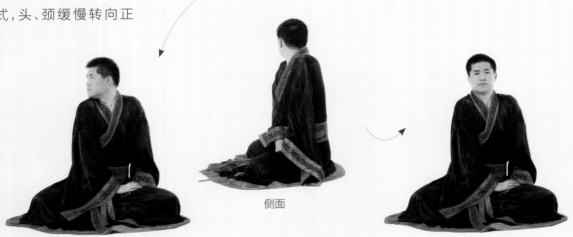

正面　　　　　　　　侧面

注意保持收腹提肛图

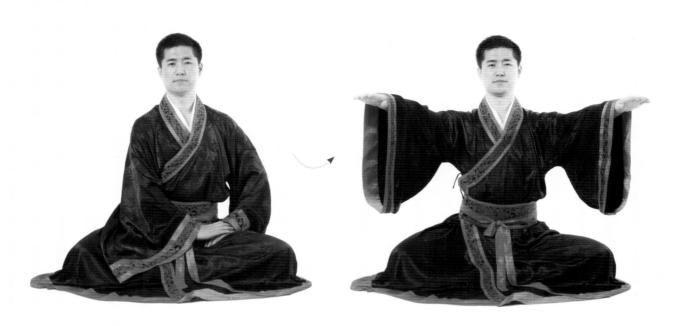

9. 接上式,松肩松臂,全身放松。

10. 接上式,两掌分开,两臂向左右 45°侧伸,至与肩相平,掌心向下,目视前方。

11. 接上式,沉肩坠肘,松腕舒指,下落还原,两手覆按两膝,目视前下方,呼吸自然,全身放松。

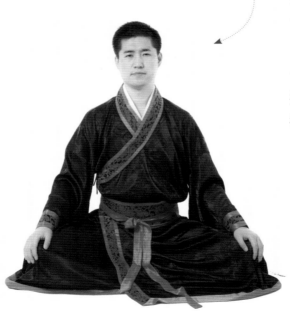

12. 开始进行对侧练习,动作同上,左右方向相反。

如上左右各做一次为一遍,共做三遍。

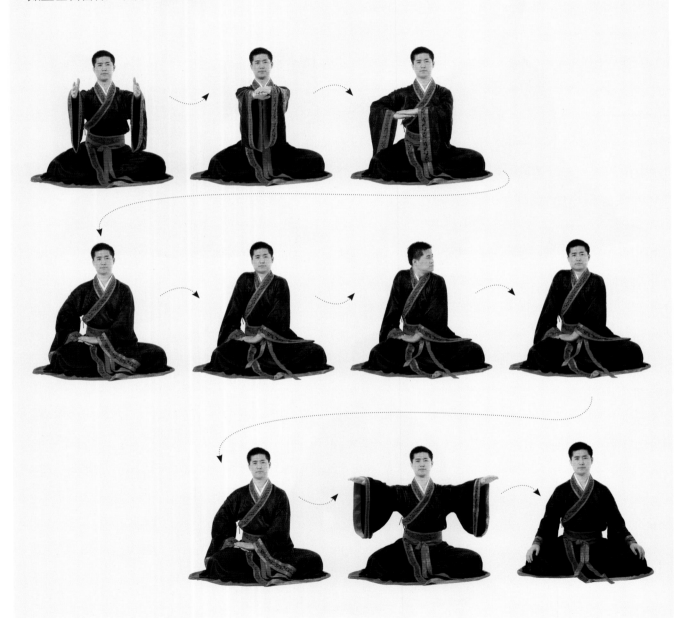

要 领

1. 盘坐时应安详自在、心静体松。

2. 两臂掌前起时,注意力集中在两手大拇指与中指指尖。拇指带动手臂向上抬起,中指带动手臂前伸。

3. 旋臂、叠掌、收掌、按掌,动作要简单、直接。

4. 按掌耸肩时,肩掌对拔,头颈放松。

5. 两掌按于腿部的主要目的是起到固定和支撑的作用,所以其具体位置不必细究。

6. 头颈左右转动时,动作要轻松自然,意在鼻尖。

7. 动作 6 到动作 9 保持收腹提肛。

8. 收势还原时,两臂从肩到指,依次放松。

功 用

1. 经常习练此导引术,可以加强头、颈、肩、臂部筋骨、肌肉等的功能,有效预防和治疗多种颈、肩、臂疾患和不适。

2. 帮助放松肩、臂和背部肌肉神经;具有美化颈项部线条、促使颈项修长等功效。

3. 两掌心相对、两臂平行前起,属于半阴半阳掌,可以运动胁肋,提升同属于"半阴半阳"的足少阳胆经、足厥阴肝经之气,起到生发阳气、疏利肝胆的作用。

4. 意注中指,有利于调节手厥阴心包经、手少阳三焦经之气。

5. 意注大指,大指翘立,则肺脉开合适度,有利于调节手太阴肺经之气。又因为肺主一身之气,故有助于全身之气的提升。

6. 耸肩转头,既有利于提升阳气,又可以有效控制气上升太过而出现头晕脑胀、呼吸急促等现象。此外,还有利于手厥阴心包经之气由胸出手,与手少阳三焦经之气交会、运行,进而促使手少阳三焦经之气由手走头,与足少阳胆经之气交会于头侧瞳子髎穴[1]形成气脉循环。

[1] 瞳子髎:此穴位于面部,眼睛外侧约 1 厘米处(目外眦旁,当眶外侧缘处),足少阳胆经穴位。

方　向

1. 东北方,为立春导引术练习的最佳方向。

2. 自己喜欢练习的任何方向,都可作为本导引术的练习方向。

时　间

1.《万寿仙书》钞本:昨日23:00~当日03:00。

2. 一日二十四时:当日03:00~04:00。

3. 立春节后的15天,为本导引术练习的最佳日期。

4. 自己喜欢练习的任何日期和时辰,都可作为本导引术的练习日期和时辰。

说　明

1. 两掌前起的动作,与少林派的达摩易筋经、武当派的太极十三式、峨眉派的十二庄等功夫的起势动作如出一辙,可见在人体、内景、气脉等方面,无论何宗何派皆无差别,所谓万法归宗。所以他们的练习方法与要点,均可以相互参考和借鉴。

2. 丹医理论认为:人体的左边以血分为主,故属于阴;右边以气分为主,故属于阳。阳主动,而阴主静,导引术的动作均先从左边开始,然后再练习右边,目的就在于求得阴阳、气血的平衡,在内景功夫来看,这有着非常精深的理论和内涵。

3. 耸肩、按掌是立春导引术中的重点和难点动作,其难度主要在于,在耸肩按掌时,身体其他部位要尽可能放松而不是全身用力,要体会"松中有紧,紧中有松"、"在放松中伸展,在伸展中放松"的练功要领及原则。

摄　养

1. 立春时节,气候变化较大,天气时而温暖,时而寒冷,我们常说的"乍暖还寒、春寒料峭"就是这个时节,所以衣着方面不宜骤减。古代中医主张初春应"下厚上薄""春捂秋冻";起居方面宜"夜卧早起,免冠披发,松缓衣带,舒展形体",多参加室外活动,力求身心和谐,精力充沛。

2. 立春要做好一年的计划和安排,古人云"一年之计在于春"讲的就是这个道理。迎春仪式也是提醒人们打起精神,树立对新的一年的信心和目标。据《燕京岁时记》中记载:"立春先一日,顺天府官员,在东直门外一里春场迎春。立春日,礼部呈进春山宝座,顺天府呈进春牛图,礼毕

回署,引春牛而击之,曰打春。"山西民间流行着春字歌:"春日春风动,春江春水流。春人饮春酒,春官鞭春牛。"只有春天开个好头,播下种子,才会在一年当中有好的收成。

3. 在饮食方面,古有"咬春"的说法,**即在立春之日食用这个季节产量较高,又符合人体健康需求的原料做成的食物。萝卜、春饼、春卷等都是立春时节甚至整个春季的美食。**《燕京岁时记》中云:"是日,富家多食春饼,妇女等多买萝卜而食之,曰'咬春'。谓可以却春困也。"萝卜古代时称芦菔,苏东坡有诗云:"芦菔根尚含晓露,秋来霜雪满东园,芦菔生儿芥有孙"。不过脾胃虚寒的人不宜多吃白萝卜。立春吃春饼的习俗,历史悠久。据载六朝元旦吃五辛盘(五种辛荤蔬菜:小蒜、大蒜、韭、芸薹、胡荽),供人们在春日食用后发五脏之气。元《饮膳正要》"春盘面"由面条、羊肉、羊肚肺、鸡蛋煎饼、生姜、蘑菇、蓼芽、胭脂等十多种原料构成。

4.《素问·脏气法时论》曰:"肝主春……肝苦急,急食甘以缓之……肝欲散,急食辛以散之,用辛补之,酸泻之。"在五脏与五味的关系中,酸味入肝,具收敛之性,不利于阳气的生发和肝气的疏泄,饮食调养要投其脏腑所好,即"违其性故苦,遂其性故欲。欲者,是本脏之神所好也,即补也。苦者是本脏之神所恶也,即泻也。"明确了这种关系,就能有目的地选择一些柔肝养肝、疏肝理气的草药和食品。草药如枸杞子、郁金、丹参、延胡索等,食品选择辛温发散的食物,如豆豉、葱、香菜、花生等灵活地进行配方选膳。

第二式　雨水昂头望月式

雨　水

雨水，为一年二十四个节气中的第二个节气，也是春季的第二个节气，每年太阳运行至黄经330°时即为雨水。雨水节气，一般是从每年的2月20日前后开始，到3月5日左右结束。

古人说"正月中，天一生水。春始属木，然生木者必水也，故立春后继之为雨水。且东风既解冻，则散而为雨矣。"意思是说，雨水节气前后，万物开始萌动，春天就要到了。此时，气温回升、冰雪融化、降水增多，故取名为雨水。

雨水和谷雨、小雪、大雪等节气一样，都是反映降水现象的节气。

雨水节气之后，天地阴阳之气产生明显的升降变化，地气上升为云，天气下降为雨，草木得雨露滋润而开始生长。

对于人这个小宇宙而言，人体中一切水液，如：唾液、汗液、津液、泪液等，其实与自然界的雨水有着异曲同工之妙，它的多、少、有、无，直接影响着我们身心的健康。正所谓"天、地、人同参"之意也。

雨水导引术，运用左右侧引、两尖相照、昂头竖项、提耳根劲以及极目远眺、叩齿吞津等一系列的导引方法，促进全身，尤其是手少阳三焦经、手厥阴心包经等经脉的气血运行，以驱散体内经历一个冬季所蕴含的风寒之气，并有效防止风寒邪气内陷或春季温病的发生。这种导引术也是对《黄帝内经》中所说的"冬伤于寒，春必病温"的具体防治手段和方法。习练者，经雨水导引术之后，全身温暖而柔软，并伴有微微汗出，如同沐浴于春风荡漾之中，法喜充满，惬意无比。

雨水三候

雨水三候为：初候，獭祭鱼；二候，鸿雁来；三候，草木萌动。

意思是说：雨水节气之后五日，此时鱼肥而出，所以水獭开始捕鱼了，它将捕到的鱼摆放在岸边，好像先祭祀后进食的样子；再五日，大雁开始从南方飞来北方；又五日，在"润物细无声"的春雨中，草木随着地下阳气的上腾而开始萌动，逐渐抽出了嫩芽。从此，大地渐渐开始呈现出一派欣欣向荣的景象。

獭(tǎ)：哺乳动物，脚短，趾间有蹼，体长七十余厘米。昼伏夜出，善游水，食鱼、蛙等。

祭：本文指像祭奠、祭祀一样。

《四时坐功却病图诀》原文

雨水正月中,运主厥阴初气,时配三焦手少阳相火。

每日子、丑时,叠手按胜,拗颈转身,左右偏引,各三五度。叩齿、吐纳、漱咽。

治病:除三焦经络留滞邪毒,嗌干,喉痹,耳聋,目痛。

昂头望月式

头乃是诸阳之会,属阳。月与日相对,月属阴。"昂头"与"望月"这一阴一阳,阴上阳下的取象构成了易经中的"泰"卦。以应合通过本导引术的锻炼使人体达到"泰"的状态。"天地交泰"万物以生,人作为万物之灵,更应顺乎自然以期达到天人合一的理想状态。

"目"在传统养生术中有极其重要的作用,中医学认为五脏之精气皆归于目;而道家经典《阴符经》则曰"机在目"。所以丹道修习中讲"其机在目,神生于心,发于二目,乃丹动之枢机。内视、采药、烹炼、养胎及至出神等等,均以目力机"。"望"为凝神寄目光于远方。"望月"有"采天地之灵气、盗日月之精华"之用。天地人三才相盗是道家的一种制衡思想。《阴符经》中有"天地,万物之盗。万物,人之盗。人,万物之盗"的论述。

从内景功夫的角度来看,"望月"与"观日"则另有一番滋味。"月"在内景而言,为肺气之象。肺司呼吸,而主一身之气。故诸家皆以肺为内景修持入手之处。中医理论中肺在人体五脏中居位最高,故肺为华盖之脏,通调水道,为水之上源。所以肺的这一内景之象与自然界"雨水"之象相应。因此昂头望月是谓雨水导引术。

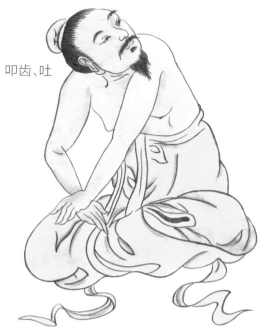

口诀

东北而起,侧伸左臂。阴掌负阳,侧与肩齐。
目随掌行,指尖存意。转压右掌,掌行目移。
左转颈项,悠悠少息。两尖相对,一线肩鼻。
昂首而瞻,如望月犀。俯首拔背,观海无极。
头颈还原,右转正脊。四十五度,双臂平齐。
似鸟翱翔,目视天际。沉肩坠肘,双手覆膝。
目视下方,自然呼吸。反向导引,其法如一。
左右交错,反复修习。鹤首龙头,妙运玄机。

导　引

◁ 请扫描二维码
观看演示视频

第二式
雨水昂头望月式

1. 采用盘坐式（散盘、单盘、双盘
均可），两手自然覆按于两膝，正
身端坐，呼吸均匀，思想安静，全
身放松。

2. 左臂向左侧伸展成侧平举，掌
心向下，同时头颈向左侧转动，目
视指尖。

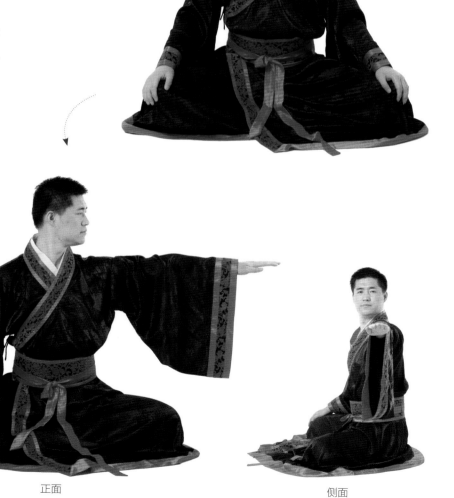

正面　　　　　　　　　　侧面

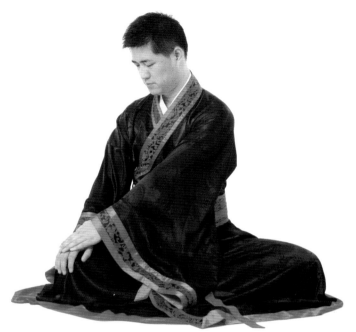

3. 接上式，左掌带动左臂向右膝划弧，轻按于右手之上，目随掌走。

4. 接上式，头颈水平向左侧缓慢转动至极限，两手及身体保持不动，目视左侧，动作略停。

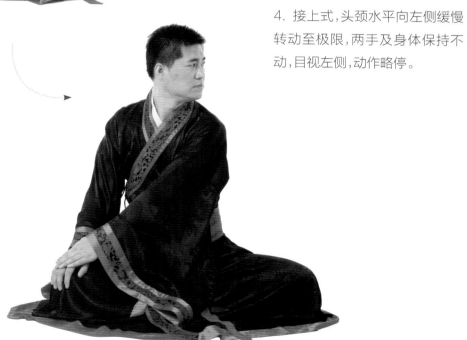

5. 接上式,昂头竖项,目视左上
方,动作略停。

6. 接上式,低头拔背,目视左下
方,动作略停。

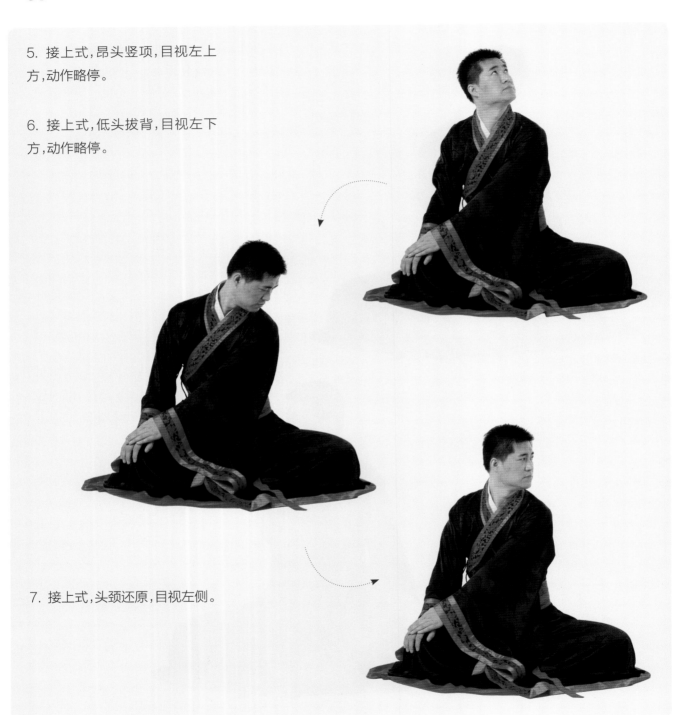

7. 接上式,头颈还原,目视左侧。

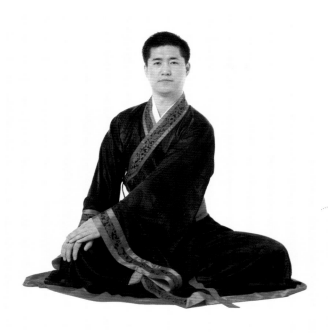

8. 接上式,头颈水平右转至正前方,目视前方。

9. 接上式,左掌向左上方提起,右手向右上方提起,两臂向左右45°侧伸,至与肩相平,掌心向下,目视前方。

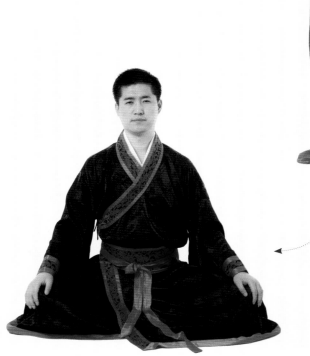

10. 接上式,沉肩坠肘,松腕舒指,下落还原,两手覆按两膝,目视前下方,呼吸自然,全身放松。

11. 开始进行对侧练习,动作同上,左右方向相反。

如上左右各做一次为一遍,共做三遍。

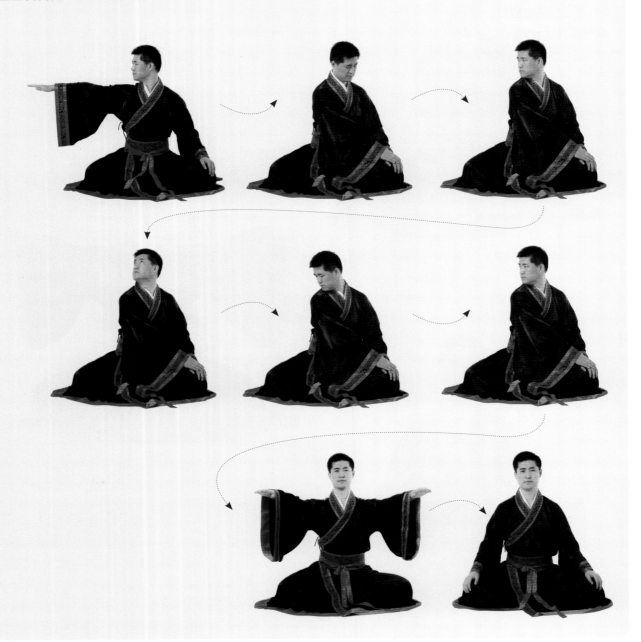

要　领

1. 盘坐时应安详自在、心静体松。

2. 手臂侧伸时，注意力集中在中指指尖。

3. 头颈左右转动时，身体及两手姿势保持不变，这样头颈、两手和身体形成一个对拔拉伸的状态。

4. 头左右侧转时，要尽量使鼻尖和该侧的肩尖相对，保持在一个垂直平面内，古人称之为"两尖相对"。

5. 侧面昂头与低头的动作，始终要在"两尖相对"的状态下完成，这样才能起到对拔拉伸、升降气机的作用。

6. 抬头上视时，要犹如翘首望月，气定神凝；低头下视时，如俯首观海，气势磅礴。

7. 所有动作都应在缓慢与伸展的状态中进行练习。

功　用

1. 通过头颈上下、左右的运动，使肩、颈、背部肌肉、筋骨得到充分的锻炼，可以有效预防肩肘、颈椎疾病的发生。

2. 通过身体左右拧转的练习，重点使身体两侧胁肋筋骨得到充分锻炼，进而有效地调节肝气的运行；通过头的俯仰练习使体内气机得以升降和畅。

方　向

1. 东北方,为雨水导引术练习的最佳方向。

2. 自己喜欢练习的任何方向,都可以作为本导引术的练习方向。

时　间

1.《万寿仙书》钞本:昨日23:00~ 当日 03:00。

2. 一日二十四时:当日04:00~05:00。

3. 雨水节后的 15 天,为本导引术练习的最佳日期。

4. 自己喜欢练习的任何日期和时辰,都可以作为本导引术的练习日期和时辰。

说　明

1. 雨水时节,自然界一派生机,人体的肝阳、肝火、肝风会进一步随着春季阳气的生发而上升,所以人们要特别注意肝气的疏泄和调达。雨水导引术,正是通过身体的自我导引练习,来达到疏泄肝气、调和气机的作用。

2. 本式导引动作,与峨眉十二庄中之字庄的三尖相对、昂头竖项及龙字庄、鹤字庄的鹤首龙头,以及少林达摩易筋经的九鬼拔马刀、卧虎扑食势等动作可互参研习。

摄　养

1. 雨水节气,少去了冬日的寒冷,空气湿润,天气虽然逐渐转暖,但早晚依旧寒冷,多风干燥,风邪会使人的皮肤、口舌干燥,嘴唇也会脱皮、干裂,因此应多食水果、蔬菜、西洋参、蜂蜜等以补充体内的水分和津液。春天万物生发,阳气上升,此时应少食膏粱厚味,应以和肝养胃,健脾益气为主,特别要注意肝气的疏泄顺达,避免肝木疏泄太过伤及脾胃,可多吃莲子、百合、怀山药、薏米、绿豆、红枣、枸杞子、杭白蕾菊等。

2. 起居有常，劳逸结合。应顺应自然，保护生机，遵循自然变化的规律，使生命过程的节奏随着时间、空间和四时气候的变化而进行调整，以达到健运脾胃、调养后天、延年益寿的目的。

3. 雨水季节，天气变化不定，是全年寒潮过程出现最多的时节之一，这种变化无常的天气，很容易引起人的情绪波动，乃至心神不安，影响人的身心健康，对高血压、心脏病、哮喘患者更是不利。为了消除这些不利的因素，除了应当继续进行春捂之外，还应采取积极的精神调摄养生锻炼法，以保持情绪的稳定，这对身心健康有着重要的作用。保持心平气和，使肝气不横逆，使脾胃安宁，保持脾胃的运化功能正常，从而达到健脾的目的。同时静心养气，既不会扰乱心血，也不会损耗心气，使心气充和，进而滋养脾脏，养脾得以健胃。

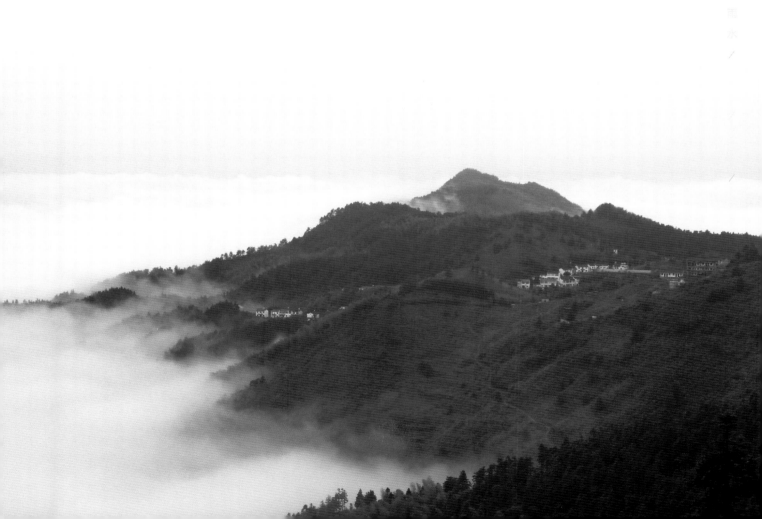

第三式   惊蛰握固炼气式

惊 蛰

惊蛰,为一年二十四个节气中的第三个节气,也是春季的第三个节气,每年太阳运行至黄经 345°时即为惊蛰。惊蛰节气,一般是从每年的 3 月 5 日前后开始,到 3 月 20 日前后结束。

惊是惊醒、惊吓的意思;蛰是蛰伏、藏匿的意思;惊蛰的意思,正如古人所说:"二月节,万物出乎震,震为雷,故曰惊蛰。是蛰虫惊而出走矣。"惊蛰时节,地面阳气不断上升,与天空较冷的阴气交会,时因冷热空气骤然相交而形成雷声,此时春雷乍响,因而惊醒了蛰伏了整整一个冬天的各类动植物,所以也有"春雷响,万物长"的说法。惊蛰之名由此而来。

惊蛰导引术,通过卷指握固、扩胸展肩、含胸拔背以及松紧交替、吐纳运气、闭气停息等一系列的方法,可以有效地促进体内真气的生发,加强体内先天真气与自然界后天清气在胸中的充分交汇与融合。

惊蛰导引术,是道家古导引术中取坎填离、降龙伏虎、调和气血、肝肺并练的典型导引术,内含精妙的"炼气"之法,与西藏密宗"金刚拳""宝瓶气"以及瑜伽中的"普拉那雅玛"等修炼之法有着许多异曲同工之妙。

至于古代内丹术中所讲,在练功到一定境界之后,出现耳后生风、百节齐鸣以及"阴阳生反复、普化一声雷"等人体中更多"雷"的现象,则又另当别论了。

贴心提示:对于人而言,咳嗽、打喷嚏都是体内冷热空气相争的反应,可以看作是人体内的雷声,它可以振动体内气血的瘀滞,使之条达通畅。所以中医对于咳嗽的治疗,就像对于发热的治疗一样,并不是一见到咳嗽、发热就要马上让它停止,因为这些反应本身就是人体启动自我防御系统来抵抗疾病的正常反应,除非这些症状非常严重。

惊蛰三候

惊蛰三候为:初候,桃始华;二候,仓庚鸣;三候,鹰化为鸠。

意思是:惊蛰节气之后五日,天气转暖,桃花开始陆续绽放;再五日,黄鹂鸟到处鸣叫;又五日,雏鹰开始诞生。正是:桃花红,梨花白,黄莺鸣叫燕飞来,一派生机盎然、欣欣向荣的景象。

仓庚:黄鹂鸟也。

鸠:幼鸟也。

《四时坐功却病图诀》原文

惊蛰二月节,运主少阳二气,时配手阳明大肠燥金。

每日丑、寅(一说为"寅、卯")时,握固转颈,反肘后向顿掣五六度。叩齿六六,吐纳、漱咽三三。

治病:除腰臂、肺胃蕴积邪毒,口干,衄蚵,喉痹,面肿,暴哑,头风,牙疼,目暗,鼻塞。

握固炼气式

"握固"是传统养生术中常用的一种手印（手势）。经云："拘魂门，制魄户，名曰握固，与魂魄安门户也。此固精、明目、留年、还白之法，若能终日握之，邪气百毒不得入。"意思是说，握固之法，就好像关上房门一样可以静心安魂。同时，握固可以固护精气，明目延年。若整天甚至睡眠中也进行握固，还可以辟邪防毒。故《老子》中说"骨弱筋柔而握固"。《道枢·众妙篇》说："握固者，何也？吾以左右拇指掐其三指之纹，或以四指总握其拇，用左右手拄腰腹之间者也。"《寿世青编·十二段动功》中也说，两手当屈两拇指抵四指根，余四指捻定大指，是为两手握固。

握固

在"峨眉丹医五指五脏五行归属图"中，大指属肺，主气，藏魄；无名指属肝，主血，藏魂；无名指根节靠近中指一侧，有一根极细的"筋"，用大拇指轻轻推、拨，即"咕噜"作响，并有酸痛的感觉，旧说这是肝脏的"风窍"所在。在十二地支中这个地方也属于"子丑之交"之处，为肝胆主之。另外，中医学理论认为"肝主握"。我们看新生的小孩子往往会本能地紧握拳头，这是新生儿肝经经气充足的表现。而当人的生命结束的那一瞬间，却是"肝魂尽失，撒手人寰"的表现。所以这个手印具有肝肺并练、调和气血、降龙伏虎、安魂固魄的功效。

"炼气"是导引养生、内功修持重要的锻炼方式之一。东晋著名的医学家、道学家抱朴子葛洪先生就直接地阐述："明吐纳之道者，则曰唯行气可以延年矣"，意思是说，能够明白、掌握呼吸方法的人，称其为行气，认为只有这种方法可以延年益寿！

在本导引术中配合了逆腹式呼吸的方法，这种呼吸属于典型的"炼气"方法。吸气时，体内"先天真气"由腹部提升到胸中，而由鼻孔吸入体内的自然界的清气即"后天之气"也进入胸中，此先后二天之气在胸中充分的交会融合；呼气时，先后二天之气交融后的真气缓缓降回至腹部丹田，交融之后产生的浊气则由口或鼻慢慢呼出体外。古人说这种呼吸方法有类似"爻变"的作用，有利于心肾相交、水火既济。

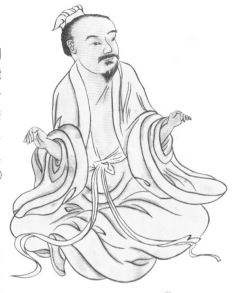

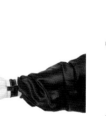
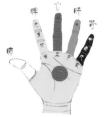

峨眉丹医五指五脏五行图

口 诀

面东而始，起于小指。四十五度，左右展翅。

握固成拳，安排五指。两臂外旋，曲肘垂直。

拳眼向上，拳心相持。目视前方，略微停滞。

后推两肘，动作依次：收腹扩胸，展肩含之。

收缩颈项，如寒鸡势。提肛缩肾，上方而视。

头颈手臂，还原松弛。两臂前伸，与肩平至。

下颌内收，百会顶支。力达拳面，渊渟岳峙。

曲肘收臂，回归原式。三复其法，收功而止。

导 引

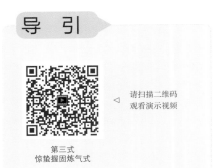

请扫描二维码
观看演示视频

第三式
惊蛰握固炼气式

1. 采用盘坐式（散盘、单盘、双盘均可），两手自然覆按于两膝，正身端坐，呼吸均匀，思想安静，全身放松。

2. 两小指带动两臂向左右45°侧伸，至与肩相平，同时两臂内旋，小指在上，拇指在下，目视前方。

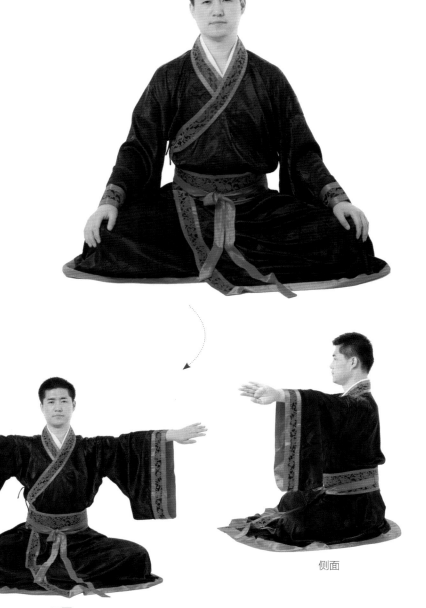

正面　　　　　　　　　　侧面

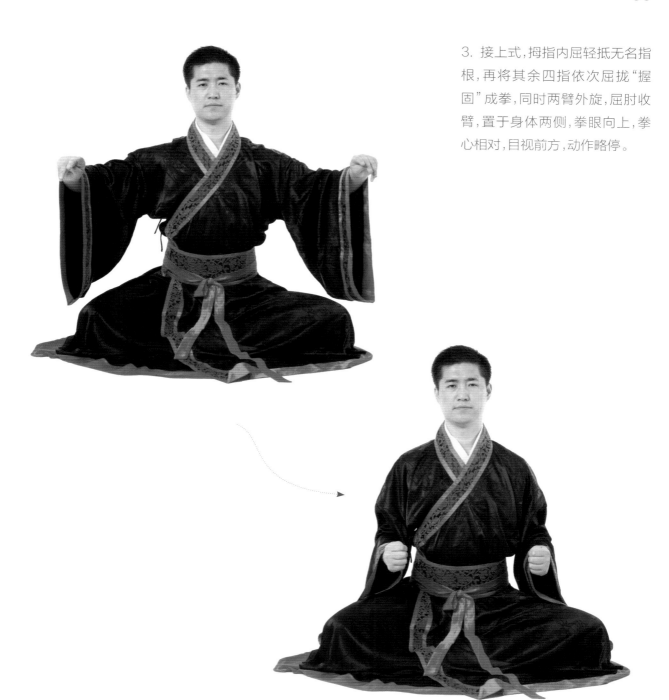

3. 接上式,拇指内屈轻抵无名指根,再将其余四指依次屈拢"握固"成拳,同时两臂外旋,屈肘收臂,置于身体两侧,拳眼向上,拳心相对,目视前方,动作略停。

4. 接上式,两肘后伸,依次收腹、
扩胸展肩、含肩缩项、提肛缩肾,
目视前上方,动作略停。

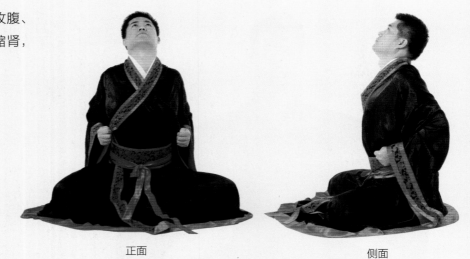

正面　　　　　　　　　　　　侧面

5. 接上式,头颈及手臂还原,全
身放松。

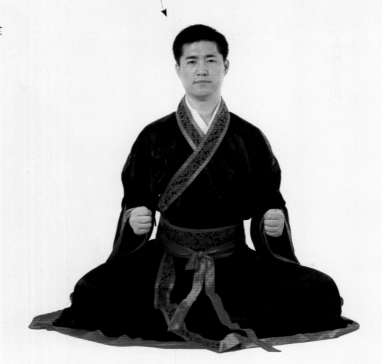

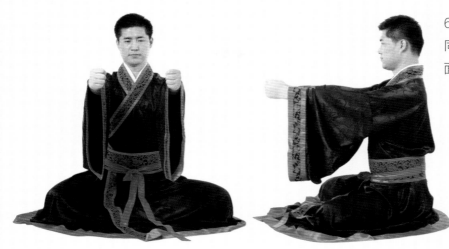

正面　　　　　　　　　　　　侧面

6. 接上式,下颌内收,百会上顶,同时两臂前伸,至与肩平,力达拳面,目视前下方,动作略停。

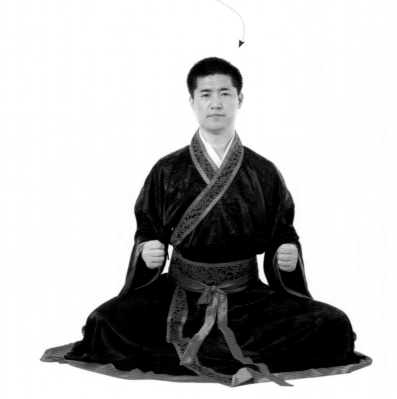

7. 接上式,屈肘收臂,动作还原,全身放松。重复以上动作 1~7 的练习为一遍,共做三遍。

8. 两拳由小指依次伸直变掌,并带动手臂向左右 45° 侧伸,同时两臂内旋,至与肩相平,目视前方。

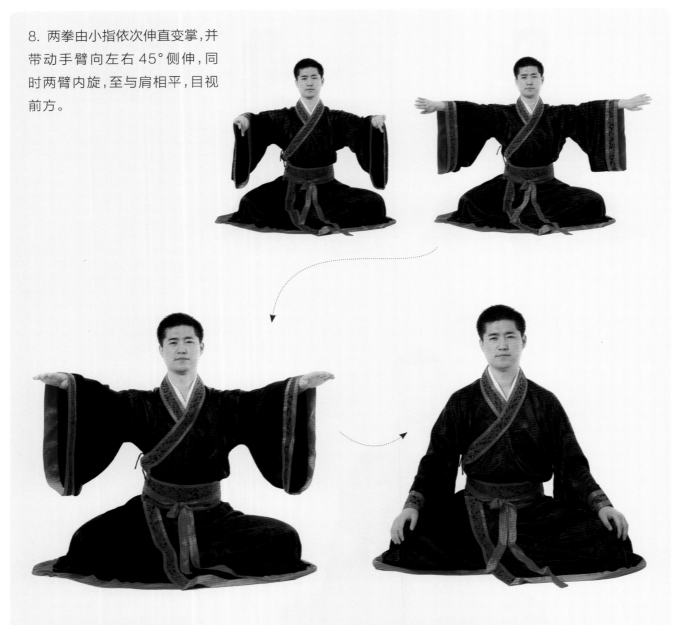

9. 接上式,沉肩坠肘,两臂外旋,转掌心向下,目视前方。

10. 接上式,沉肩坠肘,松腕舒指,下落还原,两手覆按两膝,目视前下方,呼吸自然,全身放松。

要　领

1. 盘坐时应安详自在，心静体松。

2. 两臂向前抬起，意念集中在两手小指及中指上。小指带动手臂上抬，中指带动手臂远伸。

3. 屈指握固时，要先屈拇指，然后小指、无名指、中指、食指依次内屈，握拢成拳，松紧合度。

4. 两肘后伸时，收腹、扩胸展肩、含肩缩项、提肛缩肾要依次进行，不可颠倒，细细品味其中内涵。

5. 两臂前伸，体会两臂如两条直线；下巴内收、百会上顶，体会脊柱犹如一条直线。

功　用

1. 增强心肺功能，防治、改善颈肩部疾患。

2. 通过外部动作的导引、配合呼吸吐纳的作用，可以有效增强体内外气体的交换与融合，起到促进新陈代谢，培补先天真气的作用，长期习练，可以增强体质、防治疾病。

方　向

1. 东方，为惊蛰导引术练习的最佳方向。

2. 自己喜欢练习的任何方向，都可以作为本导引术的练习方向。

时　间

1.《万寿仙书》钞本：当日 01:00~05:00，一说为当日 03:00~07:00。

2. 一日二十四时：当日 05:00~06:00。

3. 惊蛰节后的 15 天，为本导引术练习的最佳日期。

4. 自己喜欢练习的任何日期和时辰，都可以作为本导引术的练习日期和时辰。

说　明

1. 在易筋经、八段锦、十二段锦、二十四节气导引术等许多传统导引术中都有握固的练习方法。握固的方法是先将大拇指屈曲，再将其余四个手指头弯曲，简单地说就是握拳，把大拇指握在里边。握固对于人体三宝——"精"、"气"、"神"的固守具有一定的作用。从中医学角度讲，将大拇指扣在手心，指尖位于无名指（第四指）的根部，那里有一根细细的筋，按揉会非常酸痛，这是肝脏的风窍所在。肝主筋，在变动为握。如果注意观察婴幼儿的手势，就会发现他们经常是握固的姿势，这是由于小儿五脏（肝、心、脾、肺、肾）及五神（神、魂、意、魄、志）尚未发育完全，出于自我保护，往往会本能地紧握拳头以"固魂"。而当人的生命结束的那一瞬间，却是"肝魂尽失，撒手人寰"。不管是前人的记载，还是中医学的认识，都认为握固有助于安魂定神，收摄精气。这也正是保持良好睡眠所需的必要条件之一，所以长期练习握固会对失眠起到较好的改善作用。握固的方法既可以单独练习，也可以与身体的动作一起练习，比如易筋经的青龙探爪势，八段锦的攒拳怒目增气力，十二段锦的闭目冥心坐、握固静思神等方法。

2. **惊蛰导引术，看起来好像是一个全身都在用力的练习，但事实却非如此。练习中，除了那几个需要用力的部位之外，身体其他部位要尽可能地放松，体会"用最小的力量做最大的动作"，这也正是这个导引术的重点和难点，故需多加练习，细心体会。**

3. 惊蛰导引术的动作与峨眉十二庄中的描太极、袖底劲、含肩缩项，峨眉六大专修功的重锤功，以及健身气功·六字诀之呬字诀的动作可互参研习。

摄 养

1. 惊蛰天气明显变暖，应顺肝之性，助益脾气，令五脏和平。饮食方面应清温平淡，多食一些新鲜蔬菜及富含蛋白质的食物，如春笋、菠菜、芹菜、鸡、蛋、牛奶等，增强体质抵御病菌的侵袭。惊蛰时节，乍暖还寒，气候比较干燥，很容易使人口干舌燥、外感咳嗽。生梨性寒味甘，有润肺止咳、滋阴清热的功效，民间素有惊蛰吃梨的习俗。梨的吃法很多，比如生食、蒸、榨汁、烤或者煮水，特别是冰糖蒸梨对咳嗽具有很好的疗效，而且制作简单方便，平时不妨把其当作甜点食用。另外，咳嗽患者还可食用莲子、枇杷、罗汉果等食物缓解病痛，饮食宜清淡，油腻的食物最好不吃，刺激性的食物，如辣椒、葱、蒜、胡椒也应少吃。

2. 起居方面应早睡早起，散步缓行，可以使精神愉悦、身体健康。《黄帝内经》曰："春三月，此谓发陈，天地俱生，万物以荣，夜卧早起，广步于庭，披发缓行，以使志生"。这是说，春天万物复苏，良好的起居习惯应该早睡早起，散步缓行，可以使精神愉悦、身体健康。对于北方气温较低、早晚温差大的地区要注意保暖。春季与肝相应，如养生不当，则可伤肝。

3. 应对强冷空气活动的预报进行关注，以便及时添加衣物以防寒保暖，预防感冒等。现代流行病学调查，春天属肝病高发季节，应注意养肝、保肝，防止春季传染病的流行。

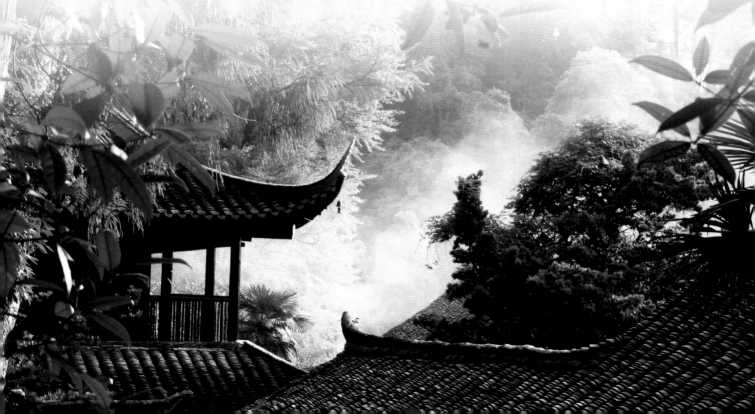

第四式　春分排山推掌式

春　分

　　春分,为一年二十四个节气中的第四个节气,也是春季的第四个节气,每年太阳运行至黄经 0°时即为春分。春分节气,一般是从每年的 3 月 20 日前后开始,至 4 月 5 日前后结束。

　　古人说:分者,半也。春分者,阴阳相半也,故昼夜均而寒暑平。春分这天正当春季的中分点,这一天阳光直射赤道,昼夜长短几乎相等,所以称为春分。古时又称为日中、日夜分等。春分之后,阳光直射点的位置逐渐北移,北半球开始逐渐白天越来越长、黑夜却越来越短,而南半球则刚好与此相反。

　　春分时节,上升之阳气与下降之阴气互相均匀地融合为一气,此时阴阳各半,气候正常,昼夜平均,阴阳平衡,所以历代养生家、医学家都非常重视这个节气。

　　春分导引术,正是顺应这个节气的特点,提升阳气、调和肝肺、补益心肾,讲求阴阳之"平和",而以平为期,以和为贵。所以春分导引术中的动作都是非常讲求中正,无论左转还是右转,都是正前正后、正左正右地练习,其理即源于此。细细体验这个节气的导引术,或可帮助明白丹医半阴半阳、人天相应、人天同理的深刻内涵。

春分三候

　　春分的三候为:初候,玄鸟至;二候,雷乃发声;三候,始电。

　　意思是说:春分节气后五日,燕子开始从南方陆续飞回北方;再五日,下雨时则开始雷声隆隆;又五日,下雨时则开始频频闪电。此时标志着春天的真正到来,同时也预示着春耕时间的到来。

　　玄鸟:燕也;玄鸟至;燕从南来北也。

　　雷乃发声:雷者,阳之声,阳在阴内不得出,故奋激而为雷。

　　始电:电者,阳之光,阳气微则光不见,阳盛欲达而抑于阴,其光乃发,故云始电。

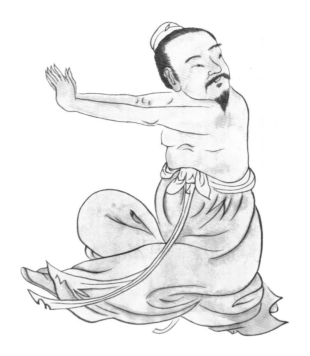

《四时坐功却病图诀》原文

春分二月中,运主少阴(一说为"少阳")二气,时配手阳明大肠燥金。

每日丑、寅(一说为"寅、卯")时,伸手回头,左右挽引,各六七度。叩齿六六,吐纳、漱咽三三。

治病:除胸臆、肩背经络虚劳、邪毒,齿痛,颈肿,寒栗,热肿,耳聋,肩臂背痛。

排山推掌式

排山掌,是传统武术及导引术中最为常见的一种掌法,如少林达摩易筋经、峨眉十二庄、武当太极十三式等功夫中皆有排山掌。

排山掌要求掌指端立,指尖向上,掌心向外,臂掌呈 90°,同时沉肩、送臂,力达掌根。两掌前推时,先轻如推窗,继而推至极点则重如排山之劲,故名排山掌。内劲发于肩背,达于掌指,此时自觉从腋下一直到掌心热,胀感及内劲都十分充足。

排山掌

排山掌的关窍在腕上"天河界"(即腕关节),气机的收发在手背。当手尽量立掌,掌根用力推出时,天河界会非常酸胀。

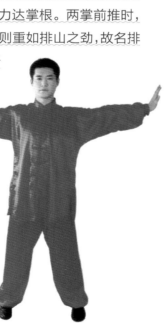

口　诀

功向东方,侧伸双掌。小指向上,掌与脐当。
顺势外旋,划弧悠长。捧于腹前,掌心向上。
缓缓上托,膻中相望。落肘夹肋,肩前立掌。
展肩扩胸,气布玉堂。沉肩送臂,缓缓推掌。
转颈左顾,气势阳刚。舒腕伸指,目视前方。
沉肩垂肘,收回臂掌。立掌肩前,一如既往。
推掌向前,转顾右方。反向导引,动作如常。
肘开太极,回复阴阳。归元静坐,春分之纲。

◁ 请扫描二维码
观看演示视频

第四式
春分排山推掌式

1. 采用盘坐式（散盘、单盘、双盘均可），两手自然覆按于两膝，正身端坐，呼吸均匀，思想安静，全身放松。

2. 两臂内旋、侧伸至掌心与肚脐相平，小指在上，掌心向后，目视前方。

3. 上式不停，两臂外旋，同时向前划弧，置于腹前，掌心向上，指尖相对。

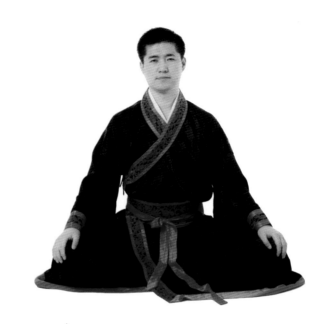

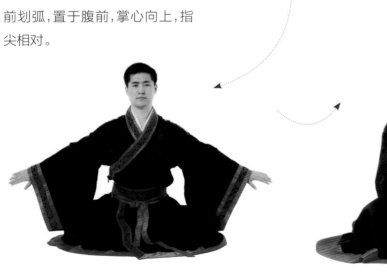

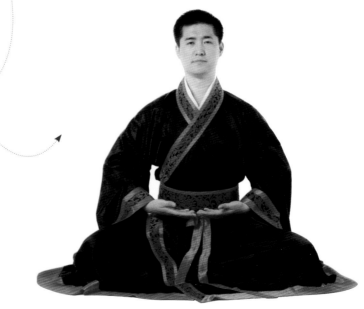

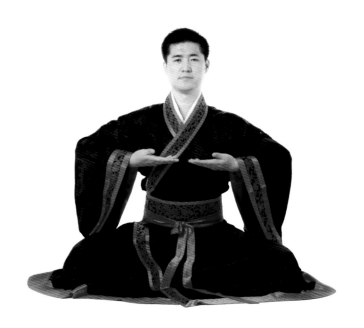

4. 接上式,两掌由体前缓缓上托至胸前,约与两乳同高,目视前方,动作略停。

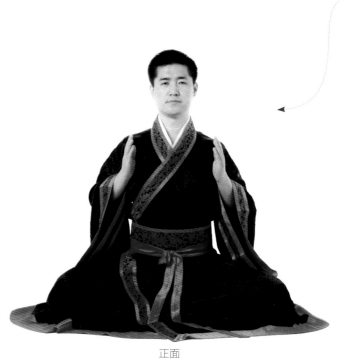

正面

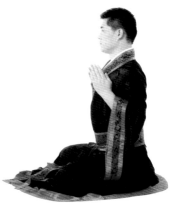

侧面

5. 接上式,落肘、夹肋,顺势立掌于肩前,掌心相对,指尖向上。

春分

6. 接上式,微展肩扩胸,再向体前缓缓伸臂、推掌,转掌心向前,两臂平行、与肩同高,头颈随之水平左转,目视左侧,力达掌根,动作略停。

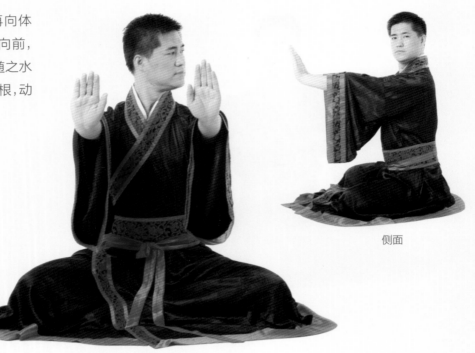

侧面

正面

7. 接上式,舒腕伸指,力达指尖,掌心向下,指尖向前,头颈随之转至正前方,目视前方,呼吸自然,心静体松。

8. 上式不停,沉肩坠肘,两臂掌收回,然后再次立掌于肩前,动作同前。

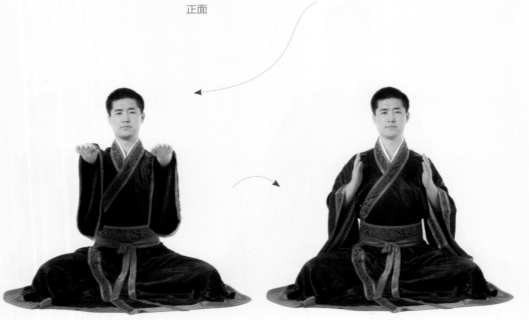

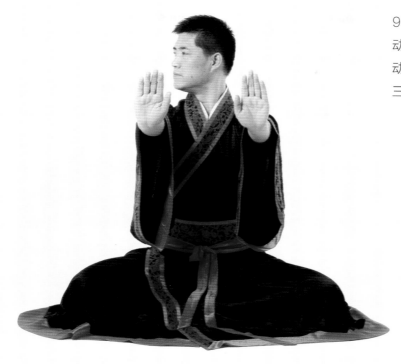

9. 接上式,推掌向前、头颈右转,动作同左,左右方向相反。以上动作,左右各做一次为一遍,共做三遍。

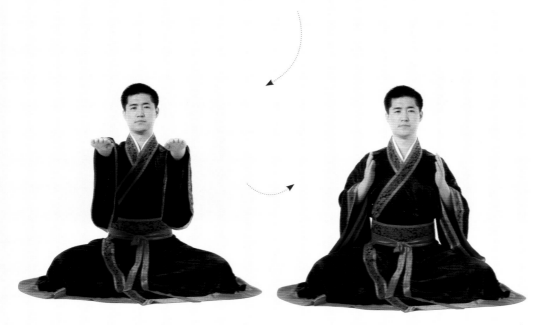

春分

10. 接上式,抬肘至与肩相平,掌心向下,指尖相对,目视前方。

11. 接上式,两掌缓缓下按至腹前。

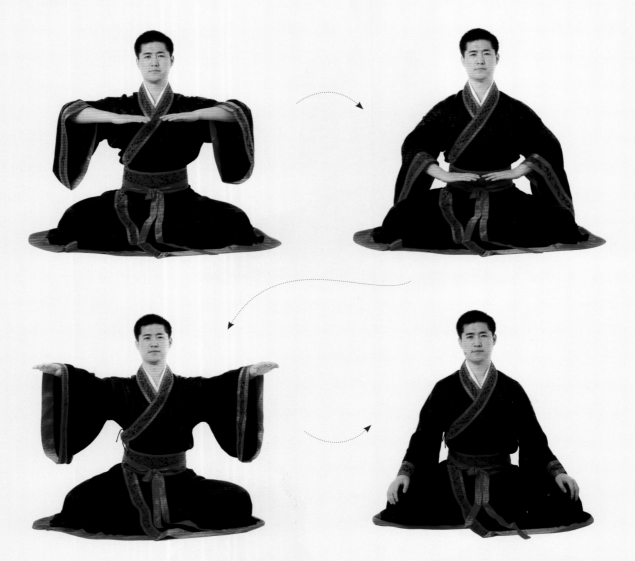

12. 接上式,两臂上抬,向左右 45°侧伸,至与肩相平,掌心向下,目视前方。

13. 接上式,沉肩坠肘,松腕舒指,下落还原,两手覆按两膝,目视前下方,呼吸自然,全身放松。

要　领

1. 盘坐时应安详自在、心静体松。

2. 两掌上托，外导内行，不要耸肩。

3. 两掌前推时，以小指一侧引领，逐渐转掌心向前，先轻如推窗，后则重如排山，松肩、收掌时，则如海水还潮，节节收回。

4. 推掌、收掌之力皆发于肩。

5. 两掌向前推出，百会上顶，脊柱竖直。

6. 通过转掌，肩部力量逐渐转到掌根和整个掌面，掌根到肩两点对拔，两臂放松。转掌、转头的动作要协调统一，不可参差不齐。

功　用

1. 春分导引术主要是通过展肩扩胸、推掌拔背的屈伸运动，使肩部、背部经脉气血得到疏通。

2. 通过对拔拉伸，肩部力量及背部气血会自然传输到两臂、两掌及十指指尖。

3. 有效治疗肩、颈、背部疼痛疾患。

方　向

1. 东方，为春分导引术练习的最佳方向。

2. 自己喜欢练习的任何方向，都可以作为本导引术的练习方向。

时　间

1.《万寿仙书》钞本：当日 01:00~05:00，一说为当日 03:00~07:00。

2. 一日二十四时：当日 06:00~07:00。

3. 春分节后的 15 天，为本导引术练习的最佳日期。

4. 自己喜欢练习的任何日期和时辰，都可以作为本导引术的练习日期和时辰。

说　明

1. **此导引术可以充分地挤压膏肓。** 中医学认为，膏肓是人体一个部位的名称。膏，指心下部分；肓，指心脏和膈膜之间。旧说膏与肓是药力达不到的地方。中医理论认为，有诸内必形诸于外，所以体内的功能状态在我们体表都有反应，就像五脏六腑在背部都有相应的反应穴位如心俞、肝俞、脾俞、肺俞、肾俞[1]一样，膏肓在背部也有相应的反应穴位，称为膏肓俞。膏肓俞位于第 4 胸椎棘突下旁开 3 寸的地方，是人体九大奇穴之一。通过这些背部俞穴，可以了解体内相应脏器的功能状态，也可以通过对这些穴位、部位的刺激，由外传内，对相应的脏器产生治疗和保健的作用。针刺、艾灸、推拿、点穴、刮痧、敷贴等，机制都源于此，练功也是如此。例如，肺脏导引术的功后导引中的"开胸""辘轳"就直接刺激膏肓俞，其他如少林达摩易筋经中的"倒拽九牛尾""九鬼拔马刀"，健身气功·六字诀中的"呬字诀"，八段锦的"两手托天理三焦""左右开弓似射雕""五劳七伤往后瞧"等或多或少都与锻炼"膏肓"有关。

2. 本式导引术与少林达摩易筋经的出爪亮翅势、武当太极十三式的推山掌、健身气功·六字诀的呬字诀、健身气功·八段锦的起势动作可互参研习。

[1]心俞位于第 5 胸椎棘突下旁开 1.5 寸，肝俞位于第 9 胸椎棘突下旁开 1.5 寸，脾俞位于第 11 胸椎棘突下旁开 1.5 寸，肺俞位于第 3 胸椎棘突下旁开 1.5 寸，肾俞位于第 2 腰椎棘突下旁开 1.5 寸，均为左右各一。

摄　养

1. 由于春分节气平分昼夜、寒暑，在养生保健时应注意协调机体功能，调和体内阴阳平衡，使人体始终保持一种相对平静、平衡的状态。避免过度劳累或超强度的体能锻炼破坏人体平衡而引发各种疾病。

现代医学研究证明，在人体生命活动过程中，由于新陈代谢的不协调，会导致体内某些元素超量或不足，从而出现失衡现象，引发多种疾病。例如，一些非感染性疾病的发生都与人体元素平衡失调有关；当今世界上严重危害人类健康的两大疾病——心血管疾病和癌症的发生，也都与人体内物质交换平衡失调密切相关，究其原因，无一不是由于机体阴阳失调引起的。

2. 进入春分时节，人体血液处于旺盛时期，激素水平也处于相对高峰期，此时易发各种非感染性疾病如高血压、月经失调、痔疮及过敏性疾病等，应根据个体所处不同的年龄段和生理特点，调整饮食结构，补充必要的微量元素，维持人体内各种元素的平衡。忌大热、大寒及过于肥腻的汤品膳食，如在烹调鱼、虾、蟹等寒性食物时，其原则是必佐以葱、姜、酒、醋类温性调料，以防止本菜肴性寒偏凉，食后有损脾胃而引起脘腹不舒之弊；又如在食用韭菜、大蒜、木瓜等助阳类菜肴时，常配以蛋类等滋阴之品，以达到阴阳互补之目的。

3. 宜保持轻松愉快，乐观向上的精神状态。在起居方面要坚持适当的锻炼，定时睡眠，定量用餐，有目的地进行调养，方可达到健康养生的最佳效果。

4. "春不减衣，秋不戴帽"。在北方，立春之后气温还未完全转暖，所以不要过早地减掉冬衣。在寒冷的冬季，人们穿了几个月的棉衣，身体的产热与散热的自我调节机制与冬季的环境温度处于相对平衡的状态。由冬季转入初春，乍暖还寒，气温变化又大，过早地减掉冬衣，一旦气温下降，人体恐怕难以适应，会使机体抵抗力下降，病菌乘虚而入，容易引发各种呼吸系统疾病和冬春季传染病。

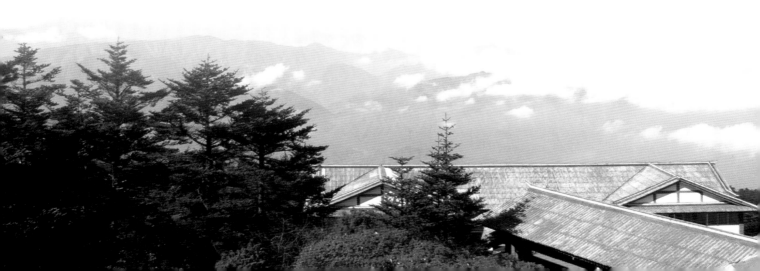

第五式　清明开弓射箭式

清　明

　　清明,为一年二十四个节气中的第五个节气,也是春季的第五个节气,每年太阳运行至黄经 15°时即为清明。清明节气,一般是从每年的 4 月 5 日前后开始,到 4 月 20 日前后结束。

　　清明时节,气候渐温,天清地明,风和日暖,草木茂盛,春意浓浓。正如古人所说:"万物生长此时,皆清洁而明净,故谓之清明"。清明是人们远足踏青、亲近自然、催护新生的一个大好时节。同时,清明还是中国人祭奠祖先、缅怀先人的重要节日。

　　清明导引术,是二十四节气导引术中非常具有代表性的一个"导引"类功法。**其动作刚柔相济、左右对称、上下兼顾,屈伸、松紧、消耸、转侧等动作环环相扣、势势相连,借此以引导、调控、促进体内气血循经运行,使气血畅旺,从而达到疏肝利胆、调肝养肺的目的。**

　　人体足厥阴肝经属阴木,足少阳胆经属阳木,其性与自然界之草木相类似。木性喜条达疏畅而恶抑郁,故在清明时节练习本导引术,不仅可以升发肝胆之气、调和肝肺,而且还可以调畅情志、疏解郁滞,从而与自然界升发之气相应。

　　清明导引术与古导引术八段锦中的"左右开弓似射雕"、峨眉十二庄中小字庄的"弯弓射日月"等导引法具有异曲同工之妙,习练者可以互参共研。

清明三候

　　清明的三候为:初候,桐始华;二候,田鼠化为鴑(rú),牡丹华;三候,虹始见。

　　意思是说:清明节气之后五天,阳气逐渐升发,白桐花开始绽放;再五日,田野里地下的田鼠像鹌鹑似的,开始在田地里奔竞觅食,牡丹花也开始开放;又五日,雨后的天空则常常可以见到彩虹,这是因为阴阳之气交会,阳光从薄薄的云层或雨雾中穿出而形成的,如果只是纯阴之气或者纯阳之气则不会有彩虹出现。

　　鴑(rú):鹌鹑属,属阴类。阳气盛则鼠化为鴑而出地面,阴气盛则鴑复化为鼠。

　　虹:即彩虹,为阴阳交会之气,纯阴纯阳则无,若云薄漏日,日穿雨影,则虹见。

《四时坐功却病图诀》原文

　　清明三月节,运主少阴二气,时配手太阳小肠寒水。

　　每日丑、寅(一说为"申、未")时,正坐定,换手左右如引硬弓,各七八度。叩齿、纳清吐浊、咽液各三。

　　治病:除腰肾、肠胃虚邪积滞,嗌痛,颈疼不可回顾,及肩臂、腰软诸痛。

开弓射箭式

开弓射箭式,此式导引,上肢左右对拉,形如开弓射箭,而弓上之箭是开弓之势所产生的内劲,其内劲、内气如箭一般蓄势待发。此式两手分为弓手和箭手,且弓手为虎爪,箭手成掌,两掌一屈一伸、两臂一收一回,而与体内气机的开合相应。丹医理论认为,人体为"左肝右肺"之象,所以开弓射箭的左右交替练习能够起到调理肝肺气机的作用;同时扭腰的动作,可以使带脉松开、肝气得以条达。

古时的清明节气是有很多习俗的,如放风筝、柴柳、斗鸡等。其中还有一项是"射柳",射柳是一项锻炼射箭技巧的游戏。清明导引术的"开弓射箭式"正是外取"射柳"之形,内寓体内阳气与流转,同这一节气时的天地之气互动互感。

所谓"虎爪",是指在传统武术和导引中常用的一种手法,其操作方法是:手腕"背伸"立掌,五指左右张开,指尖内扣,指关节卷曲如钩,掌指关节不动,力达指尖,状如虎爪,故名。兹将峨眉天罡指穴法中的虎爪劲口诀附录如下:

虎爪劲第十一

迎面山头白虎吼　　双双爪下爪尖抖
用时劲却在肘端　　千斤坠着中央走
顶上太阳抓左右　　青龙五处分前后
两爪交逢督脉中　　摩云小调低低奏
爪攫震三兼七兑　　腨肠下取上臑臂
瑟瑟梭巡似齿寒　　还阳引入寰中醉
虎爪擒拿威力猛　　千斤闸着解消笪
运气开声吐白虹　　教他臂折倒栽踵

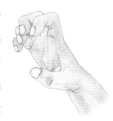

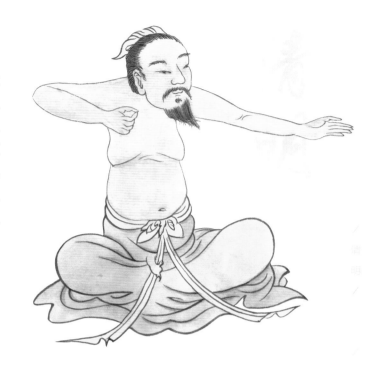

口 诀

面向东南,展臂如雁。与肩齐处,竖掌翩翩。
继续上升,力达指尖。仰首搭腕,右后左前。
屈肘收臂,指掌内翻。掌心向内,落于胸前。
右变虎爪,如后拉弦。左掌侧推,指尖向前。
目注左掌,张弓搭箭。指描太极,力贯指尖。
双臂一字,掌心向前。头颈转正,目视天边。
对侧练习,反复三遍。功行圆满,落掌胸前。
分掌侧伸,渐至平肩。沉肩坠肘,次第还原。

导　引

请扫描二维码
观看演示视频

第五式
清明开弓射箭式

1. 采用盘坐式(散盘、单盘、双盘均可),两手自然覆按于两膝,正身端坐,呼吸均匀,思想安静,全身放松。

2. 以中指带动,两臂向左右伸展,抬至与肩相平,同时逐渐转掌心向前,意在中指指尖。

3. 接上式,两臂继续向上伸展至头顶上方,两手手腕交叉,左手在前(掌心向右),右手在后(掌心向左),随之抬头看手。

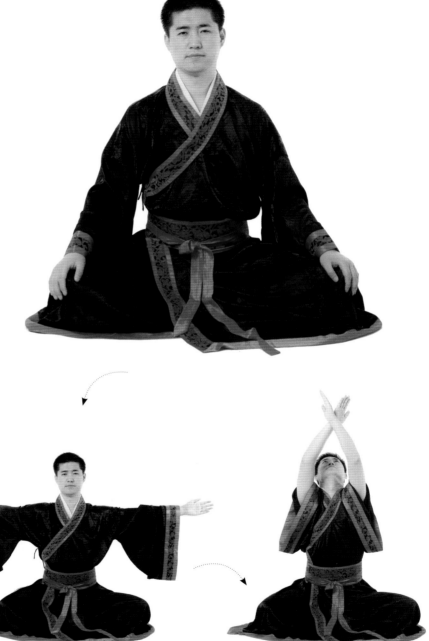

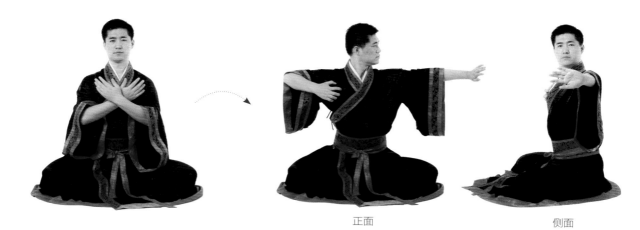

正面　　　　　　　　　　　　侧面

4. 接上式，屈肘、落臂，收掌至胸前，同时两臂外旋，转掌心向内，头随之还原，目视前方。

5. 接上式，右手五指用力分开再屈曲成虎爪，向右侧水平拉伸；同时，左掌转掌心向下，由小指一侧带动向左侧水平推出，并逐渐转掌心向左、指尖向前，同时头颈水平左转，目视左掌，势如开弓射箭，动作略停。

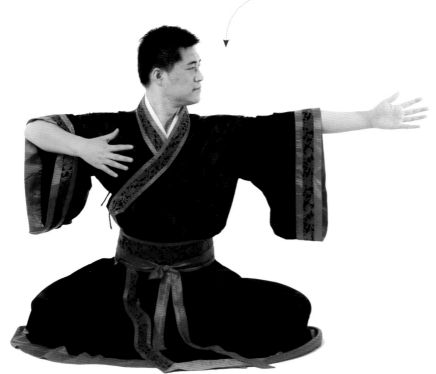

6. 接上式，左臂外旋，左掌从小指开始，依次伸展（古称"正描太极"），成掌心向前、指尖向左；同时，右手从小指开始，依次伸展（古称"反描太极"），成掌心向内，指尖向左，双臂对拔，势如开弓射箭，指掌张开，力达指尖。

7. 接上式,右臂向下、向右侧伸,
两臂成"一"字势,两掌心向前,然
后头颈转正,目视前方。

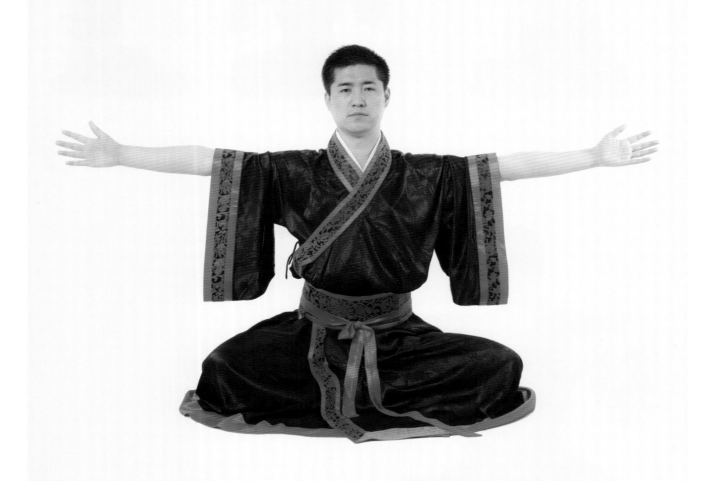

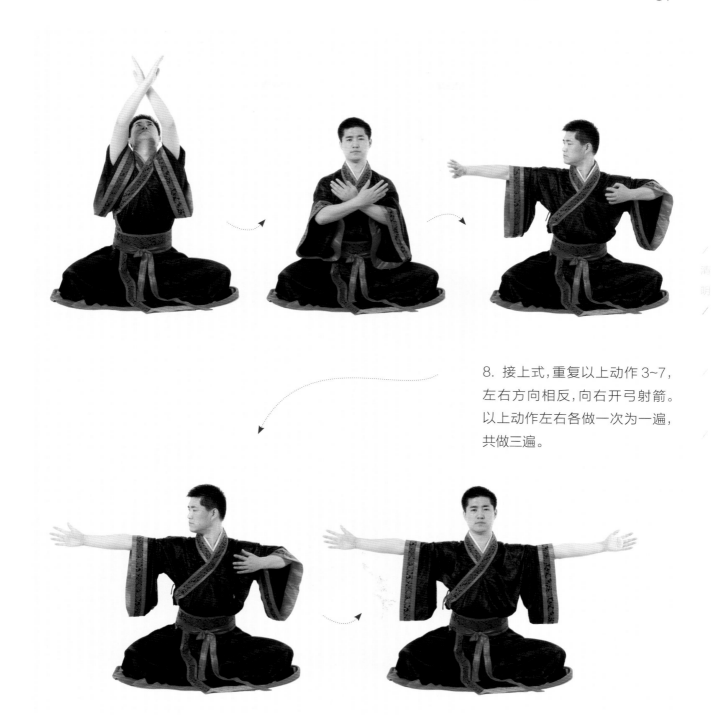

8. 接上式,重复以上动作 3~7,
左右方向相反,向右开弓射箭。
以上动作左右各做一次为一遍,
共做三遍。

9. 接上式,两臂上举,两手手腕交叉,左手在前(掌心向右),右手在后(掌心向左),随之抬头看手。

10. 接上式,屈肘、落臂,收掌至胸前,同时两臂外旋,转掌心向内,头随之还原,目视前方。

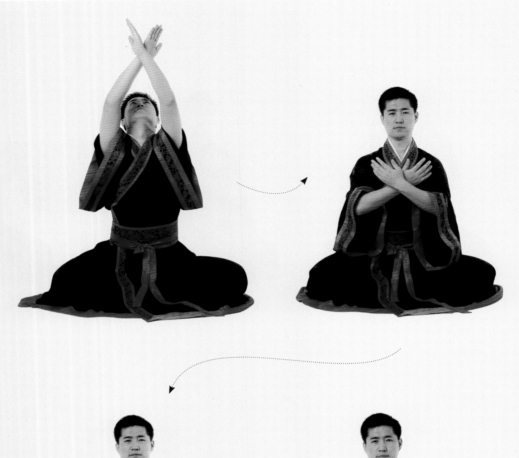

11. 接上式,两掌分开,两臂向左右45°侧伸,至与肩相平,掌心向下,目视前方。

12. 接上式,沉肩坠肘,松腕舒指,下落还原,两手覆按两膝,目视前下方,呼吸自然,全身放松。

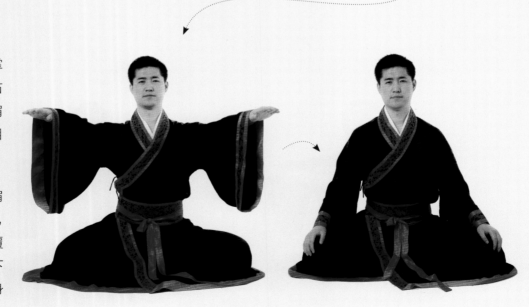

要 领

1. 左侧开弓射箭时,左掌掌根与右肘肘尖成对拔拉伸之势,反之亦然。

2. 正、反描太极时,内劲要力达十指指尖。

3. 头颈转动时,百会上顶,上下拔伸;箭手掌根与弓手肘尖左右对拔;松紧合度,身形中正。

功 用

1. 改善颈、肩、胸背、手臂等部位的功能,治疗以上部位相关疾病与不适。

2. 提高双手握力,改善十指末梢循环,疏通手臂三阴、三阳经脉。

3. 疏肝利胆,益气养肺,调畅气血,增强体质。

4. 缓解心理压力,调畅情志,缓解抑郁、烦闷、狂躁等。

方　向

1. 东南方,为清明导引术练习的最佳方向。

2. 自己喜欢练习的任何方向,都可以作为本导引术的练习方向。

时　间

1.《万寿仙书》钞本:当日 01:00~05:00,一说为当日 13:00~17:00。

2. 一日二十四时:当日 07:00~08:00。

3. 清明节后 15 天,为本导引术练习的最佳日期。

4. 自己喜欢练习的任何日期和时辰,,都可以作为本导引术的练习日期和时辰。

说　明

1. 清明导引术,具有鲜明的导引特点。此导引术的难度在于两臂一屈一伸、一紧一松的配合上,特别是两手的协调用力。大多数人在右手用力时左手也会用力,但我们在做这个动作时会发现,一手松一手紧比两手放松或两手同时用力困难许多。

2. 本式导引术中左右开弓射箭的动作,与峨眉十二庄中小字庄的"弯弓射日月",健身气功·八段锦中的"左右开弓似射雕"可互参研习。

摄　养

1. 在"清明"的三候里,一些呼吸道和关节的慢性疾病容易复发。所以,在这个时节里,要忌食海鱼、海虾、羊肉、竹笋等发物;宜多吃一些养肝补血、温中益气、健脾除湿的食物,如薏米粥、首乌粥、鸡肉等。

2. 清明时节是高血压的易发期,因此要保持心情舒畅,选择动作柔和、动中有静的锻炼方式,如太极拳等;避免参加带有竞赛性质的活动,以免情绪过于激动;避免做负重性活动,以免引起屏气,继而引起血压升高。

3. 清明节是一个重要的传统节日,人们在这个时节常常通过祭祖和扫墓活动来缅怀先人,寄托哀思。当看到亲人的墓碑,许多人难免睹物思人,悲痛万分。此时此景,每个人都会有这样的感受。不过,悲伤过度对身体健康的影响是很严重的,尤其是患有高血压、冠心病的人更应控制情绪,以防旧病复发。另外,春季又是多种精神疾病的高发期,且清明扫墓容易使人情绪低落、抑郁,诱发精神疾病。因此,清明前后人们不要过于悲伤,要保持情绪的稳定和心情的舒畅。

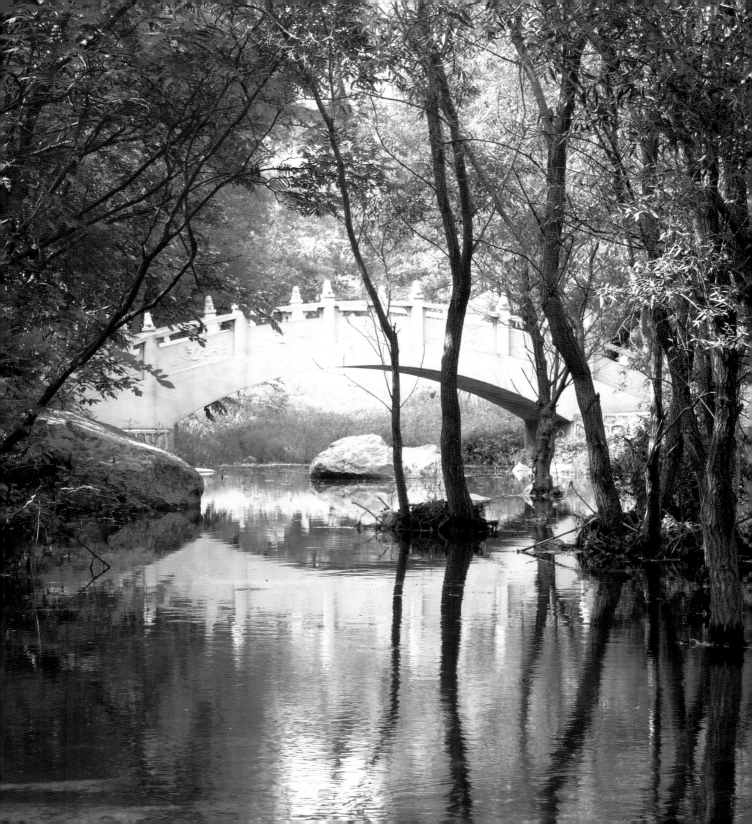

第六式　谷雨托掌须弥式

谷　雨

　　谷雨,为一年二十四个节气中的第六个节气,也是春季的最后一个节气,每年太阳运行至黄经 30° 时即为谷雨。谷雨节气,一般是从每年的 4 月 20 日前后开始,到 5 月 5 日前后结束。

　　谷雨是"谷得雨而生"、"雨生百谷"的意思,此时若雨量充足而及时,非常有利于谷类作物的茁壮成长。谷雨季节,地气渐温,天气渐热,阳光雨露,不但滋生万物,还使万物保持蓬勃的生气。

　　人体的气,犹如大自然的阳光,温煦着全身各部。全身的血液、水液则有如大自然中的雨露,它们的作用就像雨水滋润庄稼、作物一样,具有濡养身体、延续生命的重要作用。

　　肝脏具有疏泄、藏血、养筋的作用,而脾胃则为气血生化之源头。疏肝利胆、和胃健脾,则非常有利于全身气血的滋生与布散。因此,在谷雨时节,除了加强肝胆之气升发的练习之外,还应该加入促进脾胃运化功能的练习。

　　谷雨导引术,是二十四节气导引术中最具有代表性的一个导引术,它通过肢体的屈伸、扭转、松紧、转侧,采用层层递进的方式引导并控制体内气血的运行,尤其是头部的转侧、手掌在乳下穴位的熨烫与按压,都是非常巧妙而有效的导引方法,没有长期的实践,很难体会到它的妙处。

　　谷雨导引术,也是二十四节气导引术中最为"微妙"的一个导引术。

　　微,主要体现在动作细腻、严密,次第分明、环环相扣,动作的幅度、难度、强度并不很大,但却把导引术中的屈伸、锁钥、松紧、刚柔等特点体现得淋漓尽致。

　　妙,一方面体现在通过动作的节节导引,达到促进和控制气血的流注,进而引发一系列身体、呼吸、气脉、情感等的微妙变化,引发出来自身心深处的一种喜悦;另一方面还体现在通过一系列的导引练习,使得气血流通、心情愉悦等,对我们的身心产生了一种类似"雨露滋润万物"的

作用和感受,这或许是天地自然界"谷雨"的内涵在人身上的另外一种诠释吧!

谷雨三候

　　谷雨的三候为:初候,萍始生;二候,鸣鸠拂其羽;三候,戴胜降于桑。

　　意思是说:谷雨节气之后五天,降雨量逐渐增多,浮萍开始生长;再五日,布谷鸟、斑鸠鸟等开始翩翩起舞,提醒着人们要抓紧时间进行播种;又五日,则戴胜鸟常飞降于桑树上。

　　鸣鸠:泛指斑鸠、布谷等鸟类。

　　戴胜:鸟类的一种,别名花蒲扇、山和尚、鸡冠鸟等。

《四时坐功却病图诀》原文

谷雨三月中,运主少阴二气,时配手太阳小肠寒水。

每日丑、寅(一说为"申、未")时,平坐,换手左右举托,移臂左右掩乳,各五七度。叩齿,吐纳,漱咽。

治病:除脾胃结瘕瘀血,目黄,鼻衄,颔颊肿痛,及臂肩痛,掌中热。

托掌须弥式

须弥掌是指掌指由中指引领立起,五指并拢,掌根外撑,掌心外吐,气劲达于掌指。须弥一词取自佛家"须弥山",须弥形容高大,而须弥掌发劲洪大,势如须弥,所以取名"须弥掌"。其方法是:手腕"背伸"立掌,指尖向上,掌心向外,五指并拢,自然伸直。

谷雨期间雨水增多,由于湿气开始增大,人体与之相应,往往会出现食欲减退的状况,所以需要健脾祛湿。托掌须弥式中,两手呈须弥掌,一手上托,可以条达胁肋肝木气机;一手熨贴于乳下,不仅可以调控气机的升降合度,而且还可以提升中气,达到补益心脾的功效。动作中左右转项需要提"耳根劲",可以锁住气机,使其升而不过,从而达到升中有降、升降一如的内景导引效果。

古人云:"谷雨,谷得雨而生也。"谷雨季节,春季农作物得雨而生,托掌须弥式一如种子萌芽后的生长状态,应合了万法归一的自然理论。

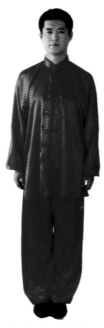

提耳根劲,松静站立

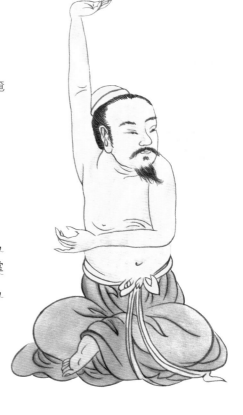

口 诀

须弥之山,壮哉阳刚。坐向东南,右起两掌。
左阳右阴,乳下偎傍。头颈右转,目顾指上。
左掌内翻,贴乳下方。右立须弥,意在指掌。
上举右臂,左视泱泱。势定神凝,气象昂扬。
徐徐吐气,外翻左掌。右臂缓落,侧伸立掌。
目与掌随,悠悠相傍。舒腕伸指,侧平身旁。
还原再起,反向三章。谷雨导引,以此为尚。

导 引

▷ 请扫描二维码
观看演示视频

第六式
谷雨托掌须弥式

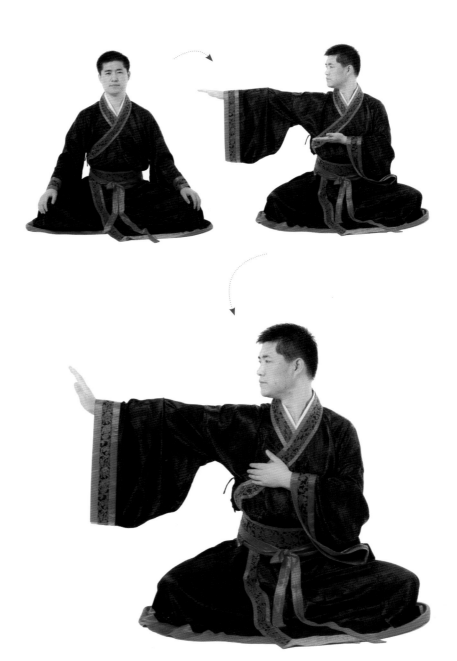

1. 采用盘坐式（散盘、单盘、双盘均可），两手自然覆按于两膝，正身端坐，呼吸均匀，思想安静，全身放松。

2. 两掌向右侧抬起，左掌置于右乳下约 3~5cm，掌心向上，指尖向右；右臂侧伸，至与肩平，掌心向下，指尖向右；同时头颈水平向右转动，目视指尖。

3. 接上式，左掌翻掌向内轻轻贴在右乳下方，同时右掌以中指带动，立掌成"须弥掌"，掌心向右、指尖向上，意在中指指尖，目视右掌。

4. 接上式,右臂上举,右掌上托至头顶上方,掌心向上,指尖向左,随之头颈水平左转,目视左侧,动作稍停。

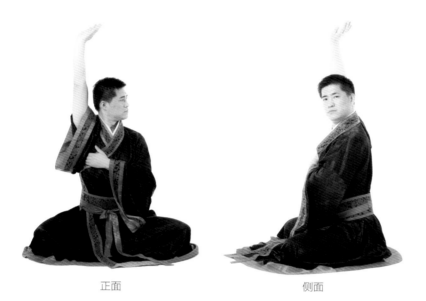

正面　　　　　　　　　　侧面

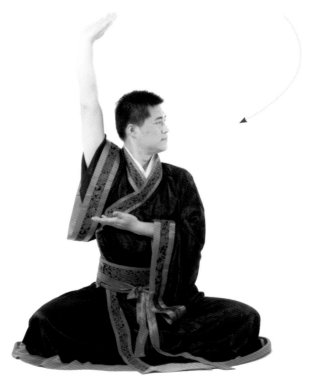

5. 接上式,左掌外翻成掌心向上,其余动作不变。

6. 接上式,右臂侧伸、下落至右侧约与肩相平,右掌"须弥掌"不变,掌心向右、指尖向上,同时头颈随之水平右转,目视右掌。

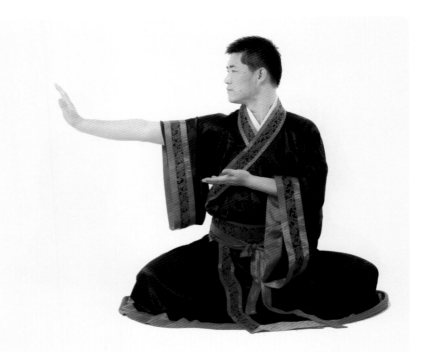

7. 接上式,中指带动,右掌舒腕伸指,掌心向下,指尖向右,其余动作不变。

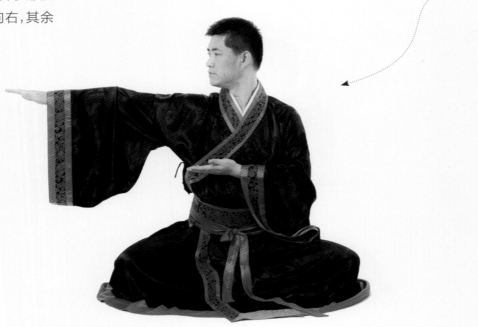

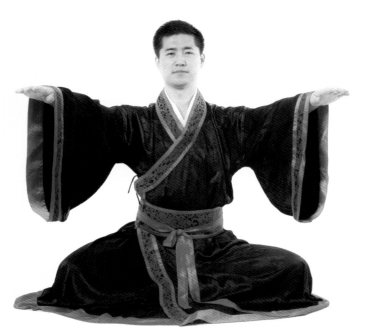

8. 接上式,两臂下落,随之向左右 45°侧伸,至与肩相平,掌心向下,目视前方。

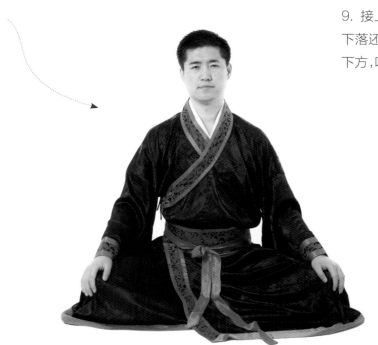

9. 接上式,沉肩坠肘,松腕舒指,下落还原,两手覆按两膝,目视前下方,呼吸自然,全身放松。

10. 两掌向左侧抬起，动作同前，
唯左右方向相反。如上左右各做
一次为一遍，共做三遍。

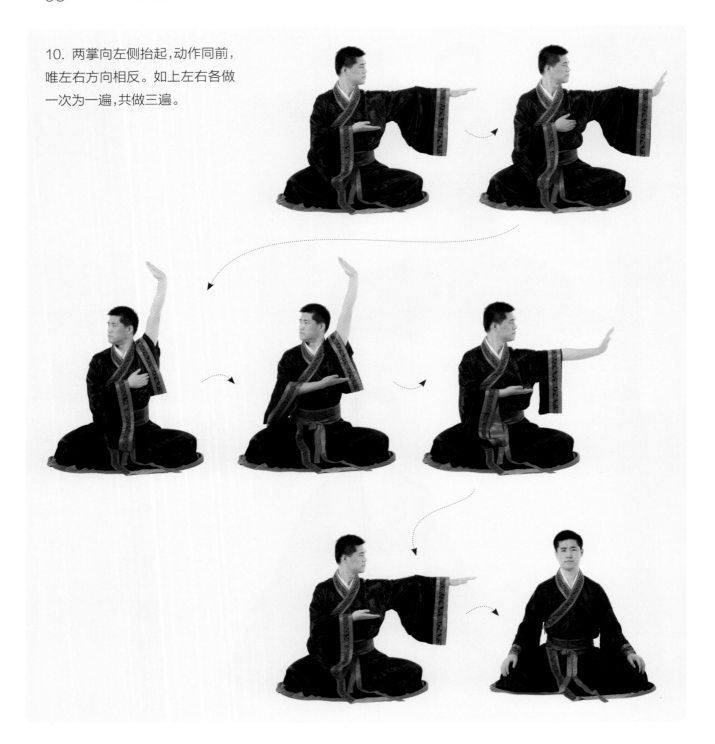

要　领

1. 右臂侧伸时,力达指尖,反之亦然。

2. 手臂上举到达头顶上方时,向上撑举,力达掌根。

3. 手臂向上托举时,立掌、托举、转头、伸臂,动作次序分明,不可颠倒。

4. 手臂下落时,先将贴在乳下的手掌放松,然后再转头、舒腕、伸指、松肩、两臂下落,动作次序分明,不可颠倒。

功　用

1. 手臂的侧伸、须弥掌的运用,可以促进手三阴、三阳经络气脉的交会与流注,有效地预防指、腕、臂、肩、颈等部位的疾患。

2. 手臂的上举与头部的转动可以促进全身,尤其是肝、脾之气的提升;手臂的侧伸、下落与头部的转动则有利于胆、胃之气的通降。

3. 手在乳下放松与熨贴的动作,有利于启闭气机的升降,防止气机上升太过或下降太快,从而起到调节与控制气机的作用。

4. "头为诸阳之会",是一身阳气最集中的部位,所以头的转动可以影响全身之气的运行。在谷雨导引术中,头的转动有两个作用,头开始转动的时候,是为了促进体内阳气的上升,而当头转到侧面极限时,则起到控制体内真气上升太过的作用。

5. 此导引术疏肝利胆、健脾和胃,舒筋活络、调畅气血,对于肝、胆、脾胃,以及妇科疾病和乳腺疾病等均有良好的辅助治疗作用。

方 向

1. 东南方，为谷雨导引术练习的最佳方向。

2. 自己喜欢练习的任何方向，都可以作为本导引术的练习方向。

时 间

1.《万寿仙书》钞本：当日 01:00~05:00，一说为当日 13:00~17:00。

2. 一日二十四时：当日 08:00~09:00。

3. 谷雨节后 15 天，为本导引术练习的最佳日期。

4. 自己喜欢练习的任何日期和时辰，都可以作为本导引术的练习日期和时辰。

说 明

1. 谷雨节气，由于雨水充足，促使谷类作物快速地生长，预示着将来的五谷丰登。而对于人的身体来说，身体的血液、水液则代表雨，就像雨水滋润庄稼一样，它们具有濡养身体、延续生命的重要作用。所以，在谷雨这个节气来练功，除了练习肝气的升降外，还加入了对脾胃的练习。因为脾胃为后天之本，气血生化之源，通过练习脾胃能达到生化血液的目的，从而对人体起到"雨露"般的滋养作用。

2. <u>谷雨导引术的运动路线有两个特点：一是动作路线多为"直线"，二是动作转换之处多为"直角"。直线就是伸展，可以促进气血运行；直角就是锁钥，可以控制气血的运行。直线就像输水的管道，直角就好比是控水的阀门。通过这一伸一屈、一松一紧的练习，就可以有效且有目的地控制体内气血的运行。</u>这是古人养生智慧的结晶，也是"导引"之本意。

3. 谷雨导引术可与峨眉五脏小炼形·肝脏小炼形，以及少林派达摩易筋经的第三势互参研习。

摄 养

1. 春季，肝木旺盛，脾土衰弱。在谷雨节气的 15 天里，按照中医的说法，脾的功能处于相对旺盛时期。脾的旺盛会使胃强健起来，从而使消化功能处于旺盛的状态。消化功能旺盛有利于营养的吸收，按照中医"春养肝"的观点，要抓紧时机调理肝血，养肝护肝。此时的食疗要点重在养肝护肝、滋养明目，注意避免吃辛辣、油炸、易上火的食物，平时要注意休息，保持睡眠充足，可以用枸杞子和桑椹煮汤来养肝，肝火盛的人还可以用夏桑菊泡茶来去

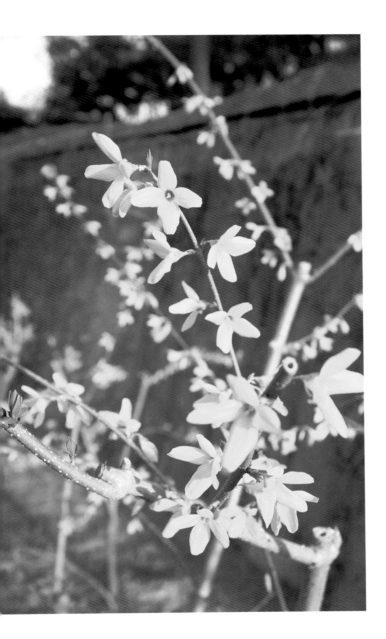

肝火。同时,应注意针对不同的体质采取不同的养生方法,不能一概而论。

2. 进入谷雨之后,空气中的湿度逐渐加大,会让人体由内到外地产生多种不适反应。从中医养生的角度来说,在如此潮湿的环境里,湿邪容易侵入人体为患,造成胃口不佳、身体困重不爽、头重如裹、关节和肌肉酸重等症状;各类关节疾病,如风湿性关节炎,也容易在这个时节诱发。所以,谷雨时节的养生应注意祛湿,在饮食上要注意合理调配。宜多食用具有良好祛湿效果的食物,如薏米、白扁豆、红小豆、山药、荷叶、芡实、冬瓜、陈皮、白萝卜、藕、海带、竹笋、鲫鱼、豆芽等。同时,要少食酸性食物和辛辣刺激的食物。可饮用红豆汤、酸梅汤、绿茶等,防止体内积热。不宜进食羊肉、麻辣火锅,以及辣椒、花椒、胡椒等大辛大热之品,以防邪热化火,诱发疮痈疖肿等疾病。

3. 过敏是春天高发的疾病,谷雨(4月20日)前后,又是花粉产生的高峰期,各种花粉形成的漂浮物与空气中的粉尘都是潜在的过敏原。对这些过敏原敏感的人群,容易在这个时节出现脸部红肿、打喷嚏、流鼻涕等症状,常让人苦不堪言。这个季节,应当把家里彻底清查一遍,注意清查致敏原容易聚集的地方,像被褥、地毯、厨房、洗手间等潮湿的地方以及空调过滤网等,然后把它们清洗干净。同时也应该多练习本导引术,增强人体免疫功能。

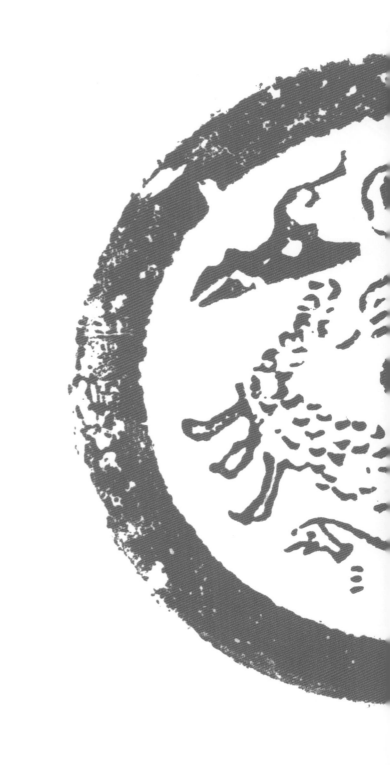

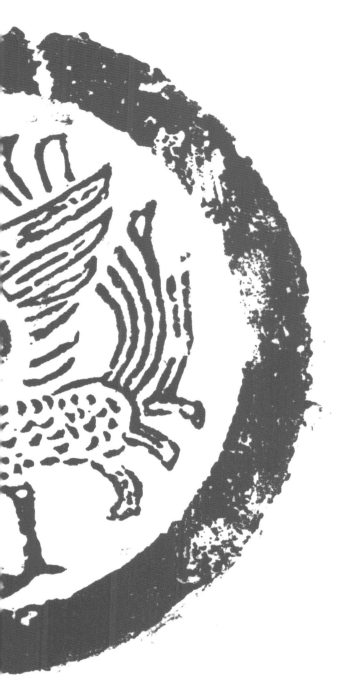

夏季导引篇

第七式　立夏足运太极式

立　夏

　　立夏，为一年二十四个节气中的第七个节气，也是夏季的第一个节气，每年太阳运行至黄经 45°时即为立夏。立夏节气，一般是从每年的 5 月 5 日前后开始，到 5 月 20 日前后结束。

　　立夏，就是夏季的开始。立夏之后，阳气逐渐增长，阴气逐步消散，白天逐渐延长，天气逐渐转热，植物生长也逐渐进入了茂盛期，所以《黄帝内经》说："夏三月，此谓蕃秀，天地气交，万物华实"。另外，民间谚语有云："立夏不下，犁耙高挂""立夏无雨，碓头无米"，意思是说如果在立夏时节没有雨水，则会影响到秋季的收成。

　　由此可知，立夏虽然属于"阳"的节气，但一定要有属于"阴"的雨水来进行调节，才能够平衡阴阳而利于万物。

　　丹医理论认为，手属心而属火、属阳，与夏相应；足属肾而属水、属阴，与冬相应。在立夏导引术中，手脚并练而更侧重腿与脚的练习，正是体现了补肾养心、以水济火、阳中练阴、阴中练阳的精湛理论和方法。

立夏三候

　　立夏的三候为：初候，蝼蝈鸣；二候，蚯蚓出；三候，王瓜生。

　　意思是说：立夏节气后五天，开始可以听到蝼蝈（即蝼蛄）在田间鸣叫的声音；再过五天，蚯蚓开始钻出地面，田间到处可以看到它们掘土的身影；又过五日，王瓜的蔓藤开始快速攀爬生长。

　　蝼：蝼蛄也。

《四时坐功却病图诀》原文

立夏四月节,运主少阴二气,时配手厥阴心包络风木。

每日以寅、卯(一说为"戌、丑")时,闭息瞑目,反换两手,抑掣两膝,各五七度。叩齿,吐纳,咽液。

治病:除风湿留滞经络,臂腋肿,手心热。

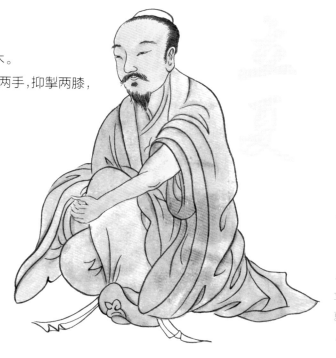

足运太极式

足运太极式,就是以足来做描划太极的动作。描太极是以足尖按顺时针、逆时针方向转动划圆,形如描太极圈,故名。

丹医理论认为,人们在春夏交替之时要注意养心。又因心主血脉,所以还要注意血脉的锻炼,以防止气血阻滞,从而影响到心的功能。

足部被喻为人的第二心脏。足部是足三阴经、三阳经交汇之处,足踝部位又是奇经八脉中阴维脉、阳维脉、阴跷脉、阳跷脉的起始之处。同时,足踝做内转太极的关窍在脚外踝附近的上下二池穴,外转太极的关窍在内踝附近上下二池穴,而内外上下二池主司阴跷脉、阳跷脉、阴维脉、阳维脉。所以足运太极式能够使足部、腿部血脉关窍得到锻炼,促进了心主血脉的功能。

口 诀

面向东南,两腿前出。膝上覆手,胸含脊竖。
右腿屈膝,自然踏足。左继盘屈,踵会阴处。
十指交叉,右膝少驻。抱膝至胸,足下空无。
微收下颌,拔伸脊柱。右足翕张,上勾下努。
各自略停,如此三复。右上左下,划圆三度。
反向施为,亦合其数。内外太极,谁知妙处?
松手落脚,伸腿如故。如起势时,左右交互。

导 引

请扫描二维码
观看演示视频

第七式
立夏足运太极式

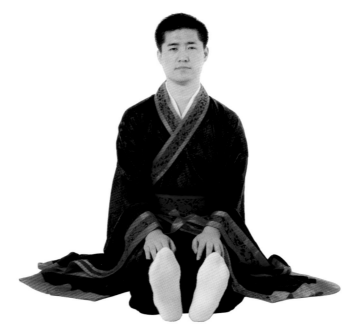

1. 正身平坐，两腿伸直，两手自然覆按于两膝，竖脊含胸，呼吸均匀，思想安静，全身放松。

2. 右腿屈膝内收，脚掌自然踏地。

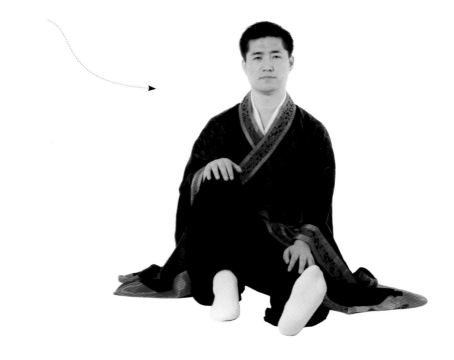

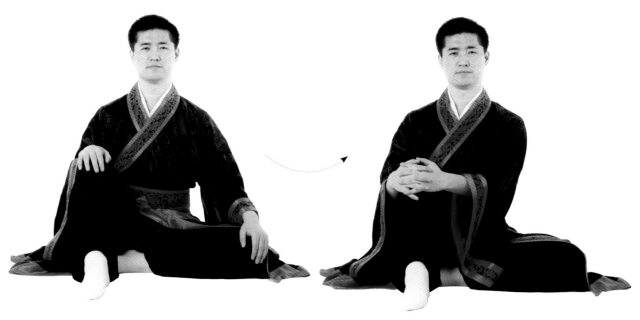

3. 接上式,左腿屈膝内收,自然盘屈,左足跟靠近会阴部位。

4. 接上式,两手十指交叉相握,掌心向内轻轻扶按在右膝膝眼处,动作稍停。

5. 接上式,两手抱膝收至胸前,脚掌离地、自然放松,同时下颌微收、百会上顶,拔伸脊柱。

6. 接上式,右脚尖尽力向上勾,身体其他部位不动,动作略停;然后,右脚尖尽力向下伸展,脚背绷直,动作略停;如此重复练习三次。

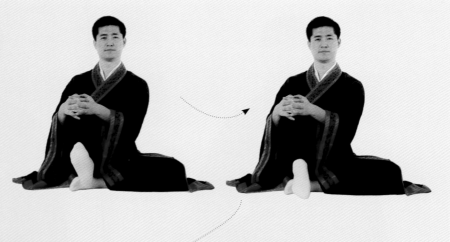

7. 接上式,右脚尖向右、上、左、下、右划圆三次,称为内转太极,然后反方向划圆三次,称为外转太极。

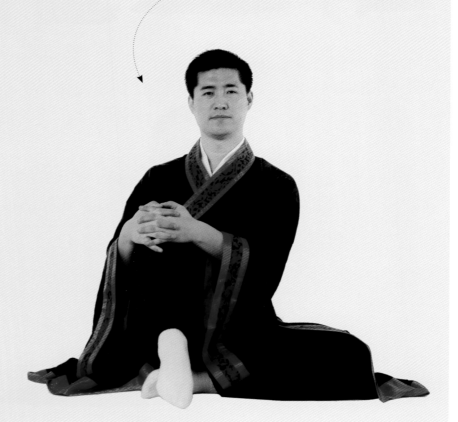

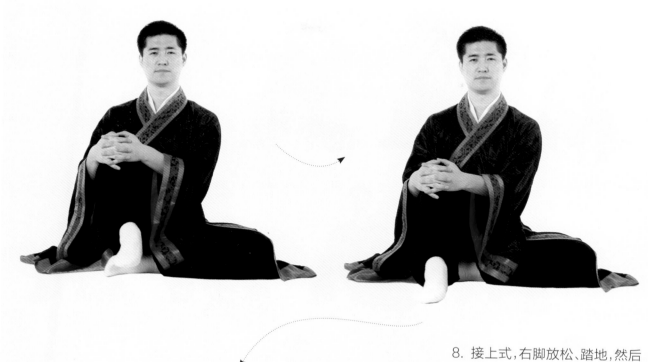

8. 接上式,右脚放松、踏地,然后依次松手、伸左腿、伸右腿、还原平坐、两手覆按两膝,呼吸调匀,全身放松。

立夏

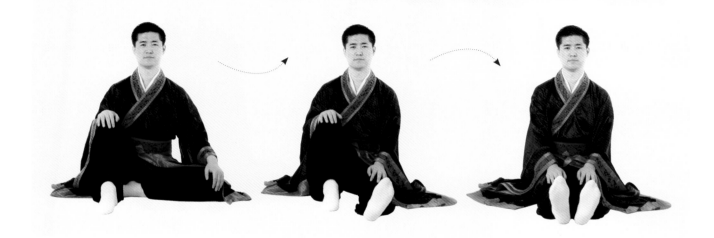

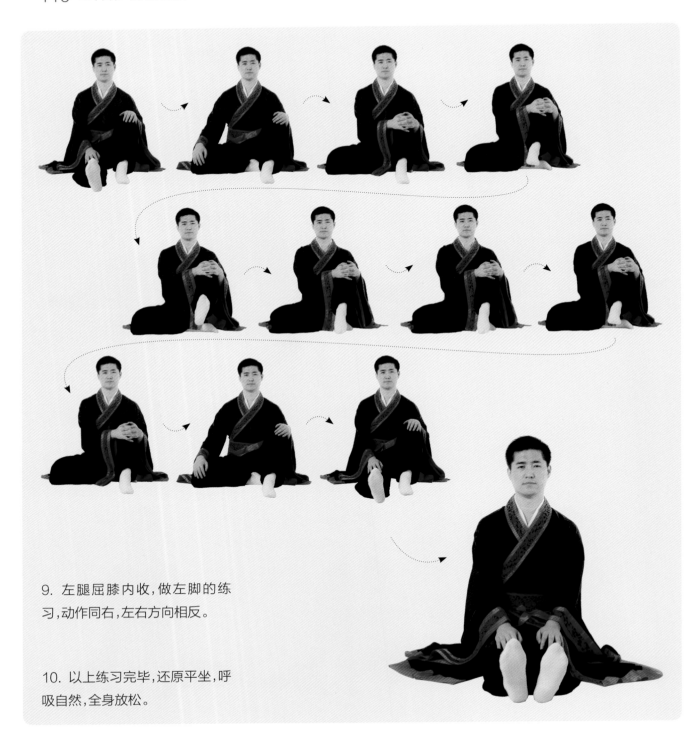

9. 左腿屈膝内收,做左脚的练习,动作同右,左右方向相反。

10. 以上练习完毕,还原平坐,呼吸自然,全身放松。

要 领

1. 两手按膝时,静静体会手的热力向膝关节内部传导的感觉。

2. 抱腿、屈膝收至胸前时,身体可以微微后仰以保持平衡,但脊柱始终要保持拔伸的状态。

3. 脚尖向上勾时,体会膝眼及小腿后侧、足跟等部位拉伸的感觉。

4. 脚尖向下伸展时,体会膝眼及小腿前侧、足背伸展的感觉。

5. 做内转太极、外转太极时,体会膝眼及脚踝、脚趾伸展的感觉。

6. 两手十指交叉、掌心贴于两膝眼上,在练习过程中可以逐步体会到它的妙用。一方面,在做脚的动作过程中,两掌可以感受到腿膝部相关部位及关窍的运动;另一方面,也可以感受到两掌之热力向腿膝深处传导的感觉。

7. 练习过程中,除手、足之外,身体其他部位要尽量放松,只有在尽可能放松的状态下,才可以逐渐达到动作的最大幅度。

功 用

1. 脚尖是足三阴经、三阳经交汇之处,脚踝部位又是奇经八脉中阴维脉、阳维脉、阴跷脉、阳跷脉的起始之处。通过脚尖的勾伸、划圆等动作,可以使小腿、脚踝、脚趾等部位得到充分的锻炼,从而有效地调节相关经脉及全身气血的运行变化。

2. 脚的勾伸、画圆的练习,可使脚踝关节得到充分的锻炼,有效地解除小腿疲劳等症状。

3. 两手交叉,掌心覆按膝盖,使热量向膝关节内部渗透,可防治膝关节疼痛等疾患。

方　向

1. 东南方,为立夏导引术练习的最佳方向。

2. 自己喜欢练习的任何方向,都可以作为本导引术的练习方向。

时　间

1.《万寿仙书》钞本:当日 01:00~05:00,一说为当日 01:00~03:00 或 19:00~21:00。

2. 一日二十四时:当日 09:00~10:00。

3. 立夏节后的 15 天,为本导引术练习的最佳日期。

4. 自己喜欢练习的任何日期和时辰,都可以作为本导引术的练习日期和时辰。

说　明

1. 当动作速度放慢、意识高度集中之后,我们会逐渐体会到,这个导引术不仅能使腿、足得到有效的锻炼,还可以影响到全身气血的运行。虽然只仅仅是脚及脚踝的练习,但如果能把它真正做好,全身都会微微出汗,疲劳也会很快消除。随着练功的逐步深入,可以体会到,哪怕只是一个手指或脚趾的微小动作,也会引发全身气血运行的变化。只有通过这样的体会,才能逐步理解中医和导引理论中所讲的整体论、形神论、气血论、天人合一论的真正内涵。

2. 立夏导引术中脚的练习可与峨眉十二庄中天字庄的"腿分八法"、心字庄的"地盘腿势",以及峨眉六大专修功之虎步功互参研习;而覆按膝盖的动作可与健身气功·十二段锦中相应的动作互参研习。

摄　养

1. 立夏节气,天气逐渐转热,饮食宜清淡,应以易消化、富含维生素的食物为主,大鱼大肉和油腻辛辣的食物要少吃。立夏以后的饮食原则是"春夏养阳",而养阳重在养心。养心可多喝牛奶,多吃豆制品、鸡肉、瘦肉等,既能补充营养,又能起到强心的作用。平时应多吃蔬菜、水果及粗粮,可增加纤维素、维生素 B 和维生素 C 的供给,能起到预防动脉硬化的作用。

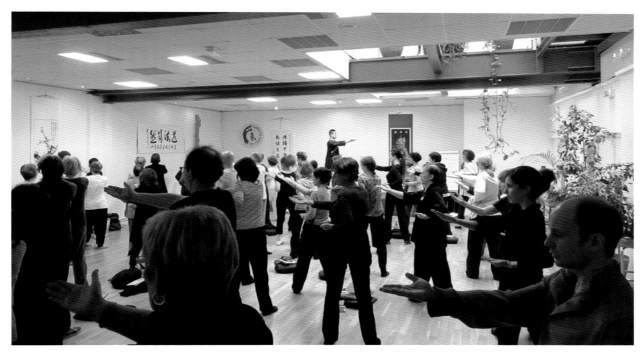

张明亮带领法国学生习练健身气功·六字诀（法国巴黎）

2. 人们在春夏之交要顺应天气的变化，重点关注心脏。心为阳脏，主阳气。心脏的阳气能推动血液循环，维持人体的生命活动。心脏的阳热之气不仅能维持其本身的生理功能，而且还对全身起着温养作用。例如，人体的水液代谢、汗液调节等，都与心阳的重要作用分不开。总之，立夏之季要养心，切忌大悲大喜，以免伤心、伤身、伤神。尤其是老年人，要有意识地进行精神调养，保持神清气和、心情愉悦的状态，为安度酷暑做好准备，使身体各脏腑功能保持正常，以达到"正气充足，邪不可干"的境界。

3. 立夏之后，人们的生理状态也会发生一定的改变。中医认为"夏气与心气相通"，"汗为心之液"，立夏养生要早睡早起，注意养阳，方能与万物生长之势相应。因此，要避免大汗伤阳。还要保持愉快的心情，切勿发怒。

第八式　小满单臂托举式

小　满

　　小满，为一年二十四个节气中的第八个节气，也是夏季的第二个节气，每年太阳运行至黄经60°时即为小满。小满节气，一般是从每年的5月20日前后开始，到6月5日前后结束。

　　古人说"小满者，物致于此小得盈满"，故曰小满。这时北方地区麦类等夏熟作物籽粒已开始饱满，但还没有成熟，约相当乳熟后期，所以把这段时期叫作小满。

　　小满时节，自然界阳气开始逐渐旺盛，此时若能够顺势升提心阳之气，则可收到事半功倍的效果。此时若人体的心阳不振，气虚血亏，或者情绪激动、劳累、受寒等，则可造成气滞血瘀。因心与小肠相表里，心血瘀阻，不仅会经常出现肩背疼痛，同时也会影响小肠的消化吸收功能。故小满导引术的练习，不仅有利于手少阴心经、手厥阴心包经、手太阳小肠经、手少阳三焦经等经脉的运行，亦可消除阴阳经的偏盛偏衰之弊。

小满三候

　　小满的三候为：初候，苦菜秀；二候，靡草死；三候，麦秋至。

　　意思是说：小满节气之后五日，苦菜开始枝叶茂盛；再五日，喜阴的葶苈一类草，在阳气逐渐旺盛的同时开始枯死；又五日，麦子开始渐渐饱满成熟。

　　苦菜：感火之气而苦味成，故苦菜因得夏火之气而名。

　　靡草：凡物感阳而生者，则强而立；感阴而生者，则柔而靡。葶苈之类感阴气而生，故草之枝叶靡细柔弱，因谓之靡草，乃至阴之所生也，故不胜至阳而死。

　　秋：秋者，百谷成熟之期。此时麦熟，故曰麦秋。

《四时坐功却病图诀》原文

小满四月中,运主少阳三气,时配手厥阴心包络风木。

每日寅、卯(一说为"戌、丑")时,正坐,一手举托,一手拄按,左右各三五度。叩齿、吐纳、漱咽。

治病:除肺腑蕴滞邪毒,胸胁支满,心中憺憺,大动作痛,掌热。

单臂托举式

"单臂托举式"的导引动作,是单臂在头顶上方呈托举之势,另一臂则下按、外撑,一上一下,对拔拉伸。整个动作正中有斜,斜中寓正,臂肘相撑,上下拔伸而成圆,即"阴阳太极图"之势,其中蕴含了气机的升降开合。而升、降、开、合,是气机运动的总则,古代养生家在各种导引术和修炼术中无不强调升降开合,无不以升降开合为炼气之机枢。

另外,"满"即饱满之意,在导引而言,则为圆之喻。在小满导引术中,身体始终有向上、下、左、右四面伸展的感觉,有如置身于一个圆形或者球形的气团之中,即使一只手臂的上托、下落也不能影响到这个气团,真有类似"小满"之意。换句话说,就是在这一动作的习练过程中,只有上托的那只手臂在运动,而全身各部依然保持着向上、下、左、右伸展的状态。

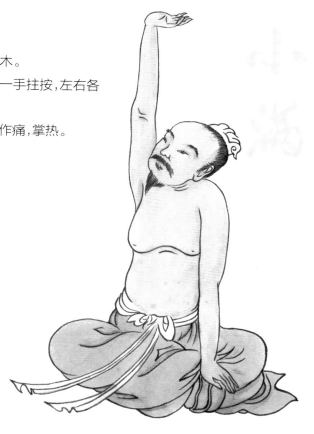

口 诀

面向东南,盘腿为起。展肘鼓翼,掌按双膝。
右掌上穿,前经躯体。顶上托举,气满天地。
松肩坠肘,动作迤逦。旋臂转掌,下落经体。
右掌还原,扶按右膝。目视前方,调理呼吸。
易右为左,如前修习。左右轮流,三番一毕。
伸臂展翼,与肩平齐。沉肩坠肘,还原归一。

导 引

▷ 请扫描二维码
观看演示视频

第八式
小满单臂托举式

1. 采用盘坐式(散盘、单盘、双盘均可),两手自然覆按于两膝,正身端坐,呼吸均匀,思想安静,全身放松。

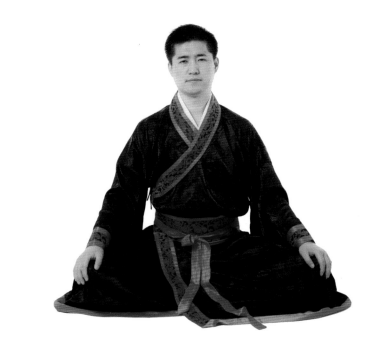

2. 两掌内转,扶按两膝,指尖向内,两肩松沉,肩胛骨打开,臂肘撑圆。

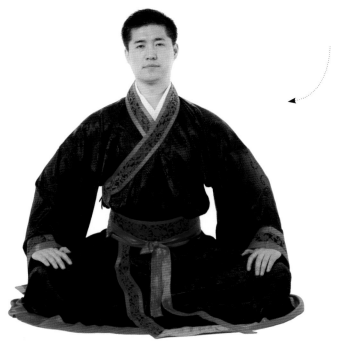

3. 接上式，右掌经体前向上穿掌，至头顶上方后再转掌向上托举，掌心向上，指尖朝左，身体其他部位不动，动作略停。

4. 接上式，右臂松肩、坠肘，旋臂、转掌，臂掌经体前下落，右掌还原，扶按右膝，目视前方，动作略停。

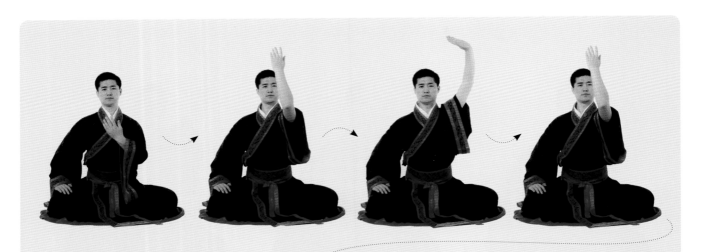

5. 接上式,左掌重复上述动作,左右相反。如上左右各做一次为一遍,共做三遍。

6. 接上式,两掌分开,两臂向左右45°侧伸,至与肩相平,掌心向下,目视前方。

7. 接上式,沉肩坠肘,松腕舒指,下落还原,两手覆按两膝,目视前下方,呼吸自然,全身放松。

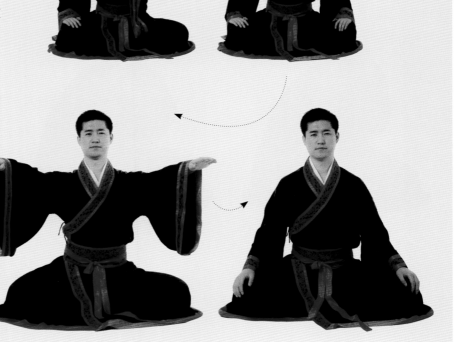

要 领

1. 两手扶按两膝时,百会上顶,全身上下及左右对拔拉伸,身体向上、下、左、右四面用力,身形中正,并且要求在整个小满导引术中始终保持这种状态。

2. 右掌上穿、转掌、托举,并略向外展,与左掌掌根遥相呼应,动作要节节贯穿、连绵不断,并带动脊柱及整个身体上下拔伸、左右对拉,反之亦然。

3. 右掌下落沿原路返回,从肩胛骨开始,肩、肘、腕、掌逐节放松,右掌下落还原,扶按膝盖。

4. 整个导引术的关键部位在两肩胛骨,整个动作过程可以概括为肩胛骨的两次"开合"运动,只有肩胛骨这个"根"动了,才能使内气顺利运达至手指末端。

功 用

1. 锻炼气脉的升、降、开、合,疏通任督二脉,可以有效地防治背部以及肩、肘、腕部关节等疾病。

2. 通过上肢的上托下按、对拔拉伸,可以起到抻拉两胁、疏肝利胆,以及调脾和胃、增强中焦脾胃运化功能等作用。

方　向

1. 东南方，为小满导引术练习的最佳方向。

2. 自己喜欢练习的任何方向，都可以作为本导引术的练习方向。

时　间

1.《万寿仙书》钞本：当日 01:00~05:00，一说为当日 01:00~03:00 或者 19:00~21:00。

2. 一日二十四时：当日 10:00~11:00。

3. 小满节后 15 天，为本导引术练习的最佳日期。

4. 自己喜欢练习的任何日期和时辰，都可以作为本导引术的练习日期和时辰。

说　明

1. 脾胃是中医藏象学说的重要内容之一，是人体重要的脏腑。脾在五行中属土，可以承载和受纳万物，具有受纳、腐熟、运化精微之气的重要作用。肝气主升，肺气主降，心气宜降，肾气宜升，脾位于此四脏之中央，具有调和肝肺、交通心肾的枢纽作用，脾气寓于升降开合之中。本式动作，上下、左右、正斜正好与脾气相通，故常练本式可以起到健脾和胃，调养心、肾、肝、肺的作用。

2. 在本式导引术中，单臂上举下落、一紧一松的动作，可以直接引动胁肋，而胁肋为肝胆之经循行的重要部位。肝在五行中属木，对于属土的脾胃具有重要的调节作用，因而疏肝利胆具有促进脾胃运化功能的作用。

3. 小满导引术，不能简单地理解为是上肢的升降动作练习，更为重要的是，要体会到寓于升降之中的开合动作。而开合的关键和根结就在肩胛骨，这个开的动作就在于手掌向上托举时转掌那一点点的动作变化上，这个动作比较细腻，不太容易感受到它的微妙变化。从表面上看，这个动作和其他类似的动作没有太大的区别，但是从习练者身心感受方面来讲，正是因为那一点点动作的变化而使身体内部发生了根本性的改变。有很多动作都是因为那么一点点差别，而使我们身体内发生了非常大的变化。很多时候，只要动作顺序差一点点，或者某一个动作中的哪一个点没有达到，就会致使这个动作的内景不能成为一个循环，也不能成为一个完整的内容。

4. 小满导引术可与健身气功·八段锦的"调理脾胃须单举"及健身气功·导引养生十二法的"双鱼悬阁"互参研习。

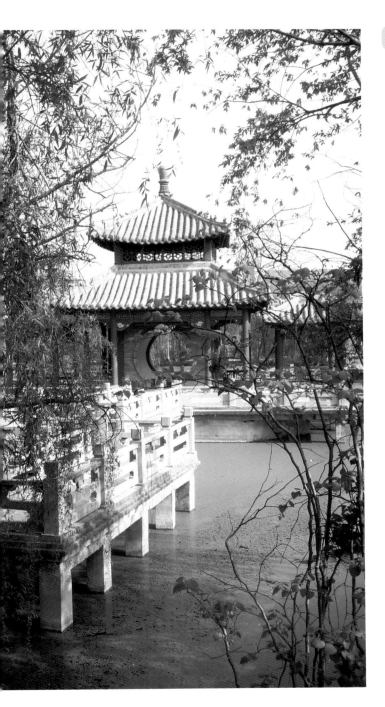

摄 养

1. 小满节气正值五月下旬,气温明显升高,如若贪凉卧睡必将引发风湿、湿性皮肤病等多种疾病。在小满节气的养生中,我们要特别重视"未病先防"的养生观点。也就是说,在疾病发生之前,应做好各种预防工作,以防止疾病的发生。

2. 饮食方面,应注意勿过多食用温热性质的食物,也不宜过食寒凉、油腻的食物,饮食应偏于清凉,可选用菊花、芦根、百合、绿豆、山药、冬瓜等,代茶、煮粥皆可。

3. 人的生理状态是随着节气的变化而变化的。到了小满节气,人体的气血运行最为旺盛,消耗的营养物质也最多。所以,此时进行导引练习以调养气血,并及时为身体补充所需营养成分,显得尤为重要。还应注意的一点是,人们不能只顾眼前舒服,而过于避热趋凉。如在露天乘冷过夜,或饮冷无度,都会致使人体中气内虚,进而导致暑热与风寒之邪乘虚而入。在乘凉时,要特别注意盖好腹部。在不少农村地方人们喜穿"兜肚",其实这是很符合养生之道的。夏季养生,古人之所以提出保养阳气,关键在于暑热外蒸,汗液大泄,毛孔开放,这时我们的身体最易受到风寒湿邪的侵袭。

第九式 芒种掌托天门式

芒 种

芒种，为一年二十四个节气中的第九个节气，也是夏季的第三个节气。每年太阳运行至黄经75°即为芒种。芒种节气，一般是从每年6月5日前后开始，到6月20日前后结束。

古人说"五月节，谓有芒之种谷可稼种矣"，意思是指阴历五月时节的芒种季节，大麦、小麦等有芒类作物种子已经成熟，可以进行采收，所以称为"芒种"。同时，也是夏播作物，如晚谷、黍、稷等播种最忙的季节，所以，"芒种"也常被农民朋友称为"忙种"。

芒种时节，阳气更加旺盛，充满了各个角落，自然界也进入了典型的夏季时节。在我国长江中下游地区，此时雨量增多、气温升高，空气异常潮湿、闷热，各种食物还特别容易发霉，所以这段时间又被称为"梅雨"季节。

芒种导引术是二十四节气导引术中最具有代表性的一个"导引"类功法，通过肢体动作的屈伸、松紧，达到控制并引导真气布满全身的目的。这一式导引术与少林达摩易筋经中的韦驮献杵第三势即"掌托天门势"相类似，是一个全身性的导引动作。**两臂侧伸、立掌、托举、提踵、落踵，节节相随、环环相扣，使气脉逐渐拔、升并充满全身。从气脉内景的角度而言，无论是动作的规范性出现问题，还是动作的顺序出现问题，都不能够达到提升气脉并使其充满全身以及毫发末端的作用，所以此式需认真学练、细细体味。芒种导引术后段紧接着的仰头、转掌，不仅使全身打开、放松，更使已经布满全身的气脉对身心各部都产生"滋润"的作用。**

将芒种导引术与前面的小满导引术进行比较，我们可以发现：小满导引术的动作犹如坐在一个圆形的气团之中，而芒种导引术则如站在一个更大的圆形气团之中，这个圆更加饱满。如果仅仅从气的角度而言，芒种导引术甚至可以称为是"大满"的导引术。从节气的角度来看，自然界阳气的布散也确实如此。

芒种三候

芒种的三候为：初候，螳螂生；二候，鵙始鸣；三候，反舌无声。

意思是说：芒种节气之后五日，螳螂在去年深秋产的卵因感受到阴气初生而破壳生出小螳螂；再五日，喜阴的伯劳鸟开始在枝头出现，并且感阴而鸣。又五日，能够学习其他鸟鸣叫的反舌鸟，却因感应到了阴气的出现而停止了鸣叫。

螳螂：俗名刀螂，说文名拒斧。

鵙：屠畜切，伯劳也。

《四时坐功却病图诀》原文

芒种五月节,运主少阳三气,时配手少阴心君火。

每日寅、卯(一说为"子、亥")时,正立,仰身,两手上托,左右力举,各五七度。叩齿、吐纳、咽液。

治病:除腰肾蕴积虚劳,嗌干,心痛,胁痛,目黄,消渴欲饮,身热,头项痛,上咳吐,下气泄,善惊恐。

掌托天门式

天门一词,在汉语中有着丰富的内涵。从内景功夫而言,头顶之囟门、人体之口鼻、全身之毛孔等皆被称为天门;从自然外景而言,天门喻指遥远之天际。

掌托天门式,在两掌上托时,意识通过头顶之天门(囟门)观注两掌;两掌托举,头颈后仰时,则如掌托天门(天际)并寄神于遥远的天际;通过这样的修习而使人体的天门(全身毛孔)大开,不仅使身体内芜杂可以通过毛窍排出体外,而且还可以加强体内外气体的交换。

芒种节气,气温升高,空气湿度增加,人体内的汗液无法通达散发,所以暑令湿胜必多,常使人感到四肢困倦,萎靡不振。此式导引中掌托天门、提踵上举、百会上顶,有助于提升阳气、益气养心、健脾除湿。

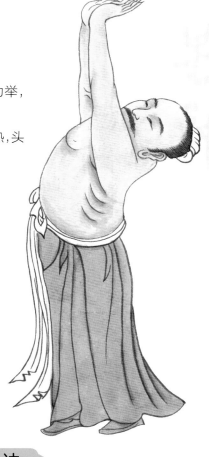

口诀

两脚并拢,面南站立。头正颈直,含胸竖脊。
向左开步,两臂平起。中指引领,立掌须弥。
力达掌根,排山通臂。掌托天门,脚跟缓提。
百会上顶,目视大地。双足平踏,掌留云霓。
两臂外旋,舒缓莫急。指尖向后,仰首天际。
掌带臂平,颈正头屹。两臂下落,收足并立。
反向练习,三复可矣。南方丙火,合此节气。

导 引

请扫描二维码
观看演示视频

第九式
芒种掌托天门式

1. 两脚并拢,自然站立,两臂自
然下垂,头正颈直、竖脊含胸,呼
吸均匀,思想安静,全身放松。

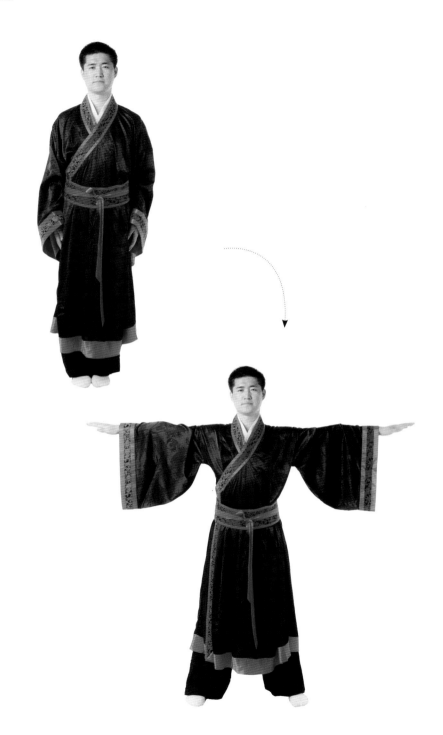

2. 左脚向左侧开步,两脚距离略
宽于肩,两脚平行,脚尖向前,同
时以中指带动,两臂向左右伸展
至与肩平,成一字势。

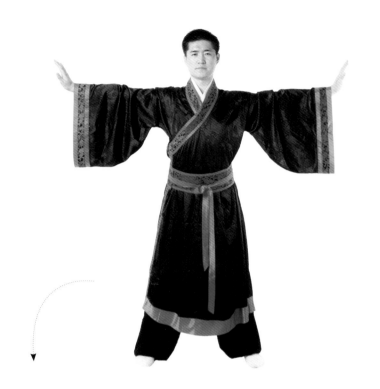

3. 接上式,以中指带动,十指指尖向远、向上伸展,同时屈腕、立掌,指尖向上,掌心向外。

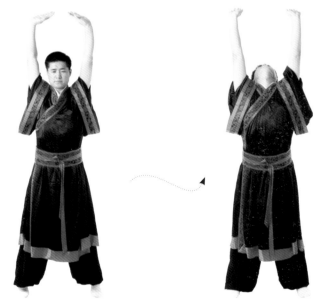

4. 接上式,两臂上举,至头顶上方,同时提脚跟、抻拉两胁,两掌心向上,两中指相对,相距约 10 厘米,百会上顶,目视前下方,动作略停。

5. 接上式,两脚跟下落,两脚踏平,同时两掌继续上撑,动作略停。

6. 接上式,两臂外旋,两掌转成指尖向后,同时仰头、舒胸,目视上方,动作略停。

7. 接上式,两掌带动两臂向左右伸展下落至两臂相平,同时头颈还原,目视前方。

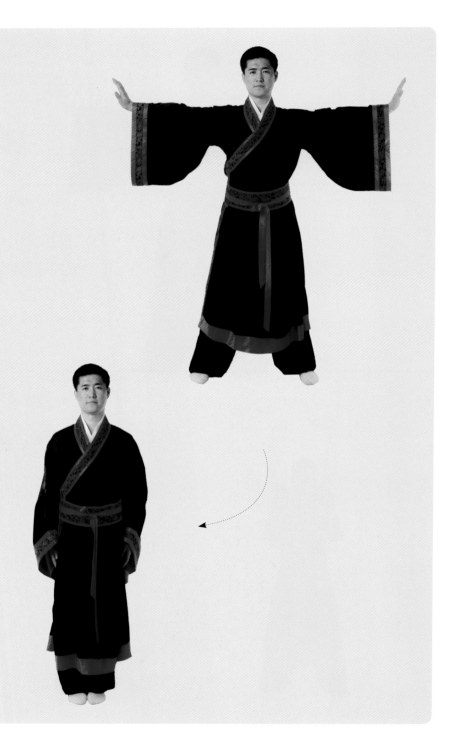

8. 接上式,两臂下落,还原体侧,同时左脚收回,并步站立,目视前方,心静体松。

9. 接上式,做反方向练习,动作方法同前,唯脚的左右方向相反。如上左右各做一次为一遍,共做三遍。

要 领

1. 立掌时，手腕和手臂不能放松，两掌掌根要尽力向两侧撑，手指尽力向远处和向上伸展，同时肩胛骨要尽力向左右两侧打开。

2. 两掌向上托举的过程中，肘、腕、掌保持不动，不可弯曲，如此才能达到举臂、提气、抻拉两胁、壮气的作用。

3. 提脚跟的动作，要与两臂向上托举的动作配合，提脚跟是通过踩脚尖来完成的，身体上下拔伸，形成一个整体。

4. 落脚跟的同时，两掌要用力向上托举，两掌与两脚进一步加大对拔拉伸。

功 用

1. 增强腰腿力量及身体的平衡能力，有效防治颈肩、腰腿、胁肋等部位的疾患。

2. 通过上肢撑举和下肢提踵的动作导引，可调理上、中、下三焦之气，并将三焦及手足三阴经、五脏之气全部发动。

3. 养肺、补心、益肾，调畅肝胆、调理三焦、健脾和胃。

4. 发动全身真气，以灌溉五脏，布精四肢，充实营卫，固摄肌肤，使邪气不能侵犯，疾病不能丛生。

方　向

1. 南方,为芒种导引术练习的最佳方向。

2. 自己喜欢练习的任何方向,都可以作为本导引术的练习方向。

时　间

1.《万寿仙书》钞本:当日3:00~7:00,一说为昨日23:00~当日1:00或当日21:00~23:00。

2. 一日二十四时:当日11:00~12:00。

3. 芒种节后15天,为本导引术练习的最佳日期。

4. 自己喜欢练习的任何日期和时辰,都可以作为本导引术的练习日期和时辰。

说　明

1. 芒种导引术,是一个全身性的练习动作,侧重肝、心气脉的升、开锻炼。**本式导引术的动作特点是通过树枝、花或者叶(即肢体)的练习,反过来影响根部(即躯干)的功能,也就是说来影响人体内在气脉的升、降、开、合。**这个动作虽然很简单,但它的内在作用却很大,认真练习则能更多地体会到内在气脉的运行作用。

2. 中指带动两臂侧起,有利于体内之气拔升,且能迅速布满两掌、两臂。立掌及两掌托举的动作,不仅可使两掌、两臂气血充盈,还能起到控制气血的作用。

3. 脚跟下落,手掌上举,气脉的流注进一步扩大到身体的各个部位,营养、渗透、滋补身体的每一个细胞,甚至到毛发。

4. 芒种导引术可与少林达摩易筋经的掌托天门势、健身气功·八段锦的两掌托天理三焦和健身气功·十二段锦的托天按顶等动作互参研习。

摄　养

1. 芒种时节的养生重点是要根据季节的气候特征,对身心进行合理的调摄。在精神调养方面,应该使心情保持轻松、愉快的状态,忌恼怒忧郁,这样气机将得以宣畅,通泄得以自如。起居方面,要晚睡早起,适当地接受阳光照射(避开太阳直射,注意防暑),以顺应阳气的充盛,利于气血的运行,振奋精神。夏日昼长夜短,中午小憩可有效缓解疲劳,有利于健康。芒种过后,午时天热,人易汗出,衣衫要勤洗勤换。因为天气炎热,芒种后洗澡频率会增

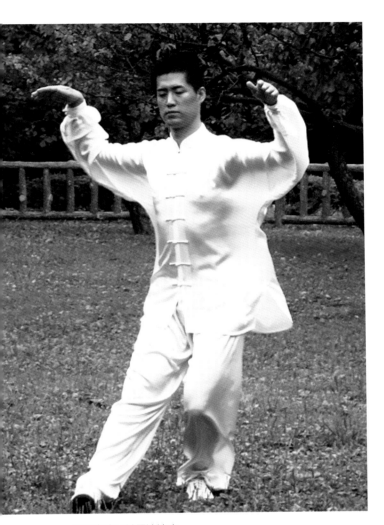

张明亮演示峨眉法济庄

加,但需要注意的一点是,出汗后不要立即洗澡。中国有句老话:"汗出不见湿",指的就是出汗后不宜马上洗澡。

2. 忌食生、冷、油腻的食物,宜多食具有祛暑益气、生津止渴功效的食物,同时要注意饮食卫生。在夏季,人体新陈代谢旺盛,汗易外泄,耗气伤津之时,宜多吃具有祛暑益气、生津止渴作用的食物。老年人因机体功能减退,热天消化液分泌减少,心脑血管存在不同程度的硬化,饮食宜以清补为主,辅以清暑解热、护胃益脾和具有降压、降脂作用的食品。女士在月经期或产后期间,虽天气渐热,也应忌食生冷、性凉之品以防引发其他疾病。

3. 芒种时节有煮梅的食俗,这一食俗在古代便已经有了。正月开花的梅树在此时已经结出梅子。由于梅子味道酸涩,很难直接入口,所以需要加工后才可食用。这种加工过程便是煮梅。煮梅的方法有很多种,较为简单方法是用糖与梅子一同煮或用糖与晒干的青梅混拌均匀使梅汁浸出,也有用盐与梅子一同煮或用盐与晒干的青梅混拌均匀使梅汁浸出,也可以再加入紫苏。我国北方产的乌梅很有名气,将其与甘草、山楂、冰糖一同煮,便制成了消夏佳品——酸梅汤。如果在里面加入桂花卤冰镇后再饮,则味道更佳。现在有很多加工的梅干蜜饯,如话梅、奶梅及甘草梅等,都很受人们的欢迎。四千多年来,梅子一直是人们在夏季里喜爱食用的一种重要果品。

第十式　夏至手足争力式

夏　至

　　夏至，为一年二十四个节气中的第十个节气，也是夏季的第四个节气，每年太阳运行至黄经 90° 时即为夏至。夏至节气，一般是从每年的 6 月 20 日前后开始，到 7 月 7 日前后结束。

　　至者，极也，到也。从夏至这一天开始进入到一年中最炎热的季节，也是炎热夏季真正到来的时节，故曰"夏至"。

　　夏至，是地球北半球一年中日照时间最长的一天，也即白天时间最长、夜晚时间最短的一天。它是一年中阳气最为旺盛的时候，同时也是阴气开始产生的时候。从这一天开始，一些喜阴的生物开始出现，而阳性的生物却开始衰退了，古人说"夏至分三候，一候鹿角解，二候蝉始鸣，三候半夏生"，就是这个道理。夏至时节，盛阳之气覆盖其上，而阴气始生于其下，是所谓"阴阳争生死"的时节，是一年中阴阳之气转换的关键时节，故为历代天文学家、农业学家和养生学家所重视。

　　人体五脏功能随四时、五行、阴阳的变化而变化，时至夏至也是人体心脏功能最旺盛的时候，此时人体气血运行畅达，汗液排泄增加，阳气充足且浮于体外，各项功能活动增强，精力充沛。因此，我们要把握时令与脏腑的微妙关系，进行夏至导引练习以助于调和心脏功能。

　　丹医理论认为，手与上肢，多属于心，故灵活而善握摄之能，在五行属火；足与下肢，多属于肾，肾主骨、主力，故腰腿强健而善行走站立之功，在五行属水。正常情况下，由于心火下煦于肾水，则肾水不寒；肾水上奉制约心火，则心火不亢，此为"心肾相交"。**夏至导引术，通过手足握摄、屈伸争力等的练习，有助于心肾相交、水火既济、调心补肾。**

夏至三候

　　夏至的三候为：初候，鹿角解；二候，蜩始鸣；三候，半夏生。

　　意思是说：夏至之后五日，鹿角开始脱落；再五日，知了开始鼓翼而鸣；又五日，半夏这种喜阴类的植物开始迅速地生长。由此可见，在炎热的仲夏，一些喜阴的生物开始出现，而阳性的生物却开始衰退了。

　　鹿角：鹿的角朝前生，为阳类。夏至日阴气生而阳气始衰，所以阳性的鹿角便开始脱落。

　　蜩（tiáo）：蝉也，知了。夏至后知了因感阴气之生便能够鼓翼而鸣。

　　半夏：一种喜阴的药草，因在仲夏的沼泽地或水田中出生所以得名。

《四时坐功却病图诀》原文

夏至五月中,运主少阳三气,时配少阴心君火。

每日寅、卯(一说为"子、亥")时,跪坐,伸手叉指、屈指,脚换踏,左右各五七次。叩齿、纳清吐浊、咽液。

治病:除风湿积滞,腕膝痛,臑臂痛,腰背痛,身体重,诸痛皆愈。

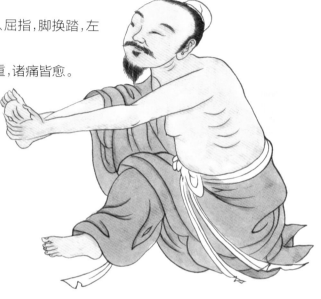

手足争力式

争力,又称为矛盾力、阴阳力、太极力,是指在练习过程中采用的向相反两个方向用力的方法,借以发力、持中,以达到伸展、圆空之意。同时,它也是内景导引如峨眉十二庄、武当太极十三式、少林达摩易筋经,以及太极拳、形意拳、八卦掌等内家功夫中常用的一种练习方法。

从阴阳学说的角度来看,上肢手臂属阳,与五脏中的心相应;而下肢腿足属阴,与五脏中的肾相应。从内景修炼方面来讲,本导引术通过手足争力的练习方式,以达到心肾相交、阴阳平衡的目的;同时,也在肢体运动和用力的过程中加强了对内心静、柔、松的练习,这是练习争力的另外一个目的和方法。

口 诀

平坐向南,含胸竖脊。意存掌心,熨烫双膝。
右膝屈隆,脚踏实地。交叉十指,抱右足底。
上蹬右足,带掌而起。收回右腿,臂掌用力。
手足相争,矛盾太极。三复此法,通经行气。
松手舒脚,还原稍息。以左易右,对侧修习。
不求蹬直,但重适宜。屈伸松紧,妙得玄机。

导 引

请扫描二维码
观看演示视频

第十式
夏至手足争力式

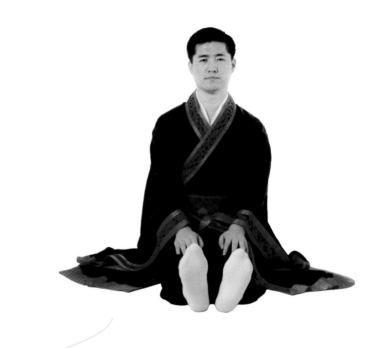

1. 正身平坐,两腿伸直,两手自
然覆按于两膝,竖脊含胸,呼吸均
匀,思想安静,全身放松。

2. 右腿屈膝内收,脚掌自然踏地。

3. 两手十指交叉相握,右脚踏在
两掌中间。

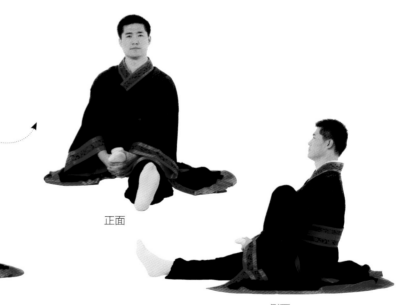

正面

侧面

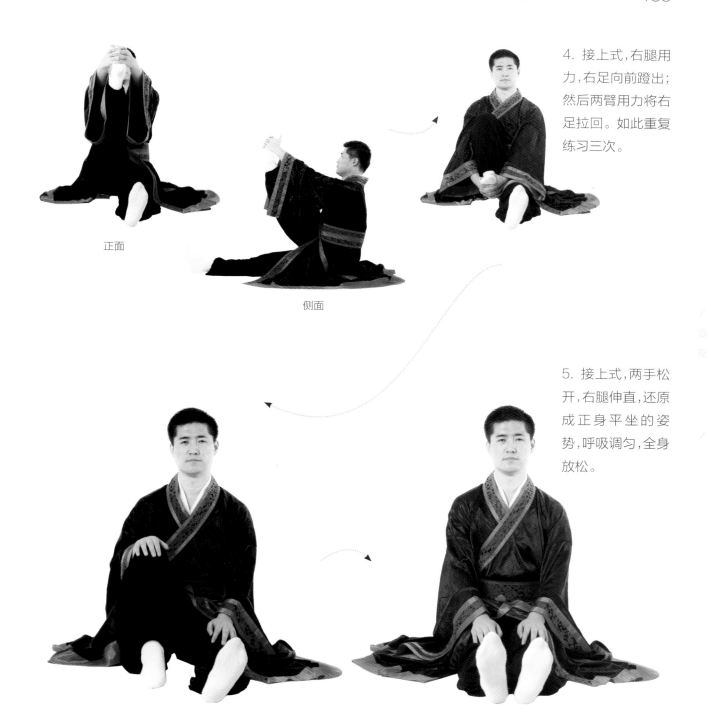

正面

侧面

4. 接上式,右腿用力,右足向前蹬出;然后两臂用力将右足拉回。如此重复练习三次。

5. 接上式,两手松开,右腿伸直,还原成正身平坐的姿势,呼吸调匀,全身放松。

6. 接上式，左腿屈膝内收，进行对侧的练习，左右方向相反。

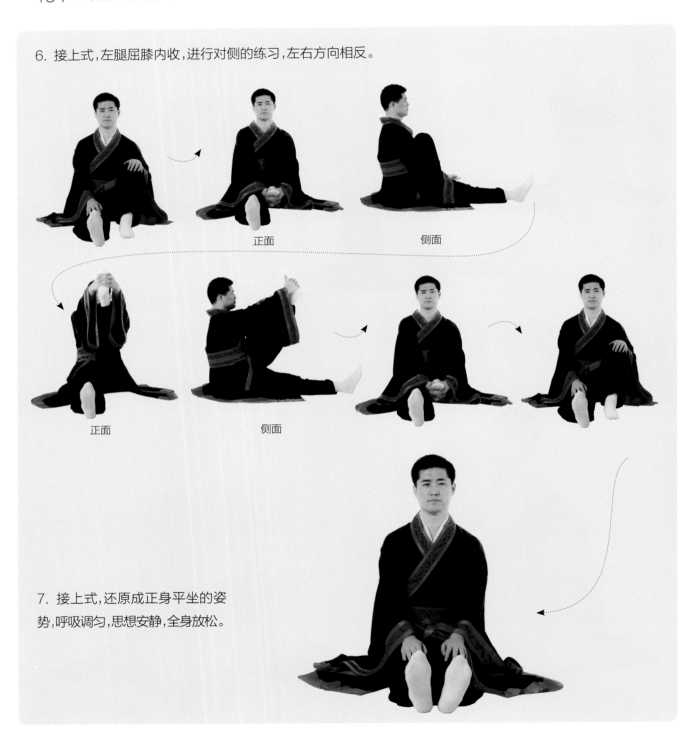

正面　　　　　　　侧面

正面　　　　　　　侧面

7. 接上式，还原成正身平坐的姿势，呼吸调匀，思想安静，全身放松。

要　领

1. 两手按膝时,静静体会手的热力向膝关节内部传导的感觉。

2. 腿向前蹬出时,两手用力阻止腿伸出;两手将脚拉回时,腿部向前用力阻止收回。两掌抱脚用力向前蹬出及抱脚用力内收屈腿时,手臂和腿的用力方向相反,形成矛盾力,但身体其他的部位要尽量放松。

3. 蹬腿时不要强求蹬直,关键在于腿和臂反方向用力的练习,也就是放松、收紧,收紧、放松的交替练习,并在练习中体会争力的感觉。

功　用

1. 预防腕、膝关节疼痛和腰背疼痛等疾患。

2. 通过腿的伸屈及手腿的争力练习,能有效地促进手足少阳、少阴经气血的流注,使全身气脉得到锻炼。

方　向

1. 南方，为夏至导引术练习的最佳方向。

2. 自己喜欢练习的任何方向，都可以作为本导引术的练习方向。

时　间

1.《万寿仙书》钞本：当日 03:00~07:00，一说为昨日 23:00~当日 01:00 或当日 21:00~23:00。

2. 一日二十四时：当日 12:00~13:00。

3. 夏至节后 15 天，为本导引术练习的最佳日期。

4. 自己喜欢练习的任何日期和时辰，都可以作为本导引术的练习日期和时辰。

说　明

1. 夏至导引术，采用手足对抗用力，即"争力"的方式进行锻炼，并且要在这种矛盾的用力过程中，保持一种安静与平和的状态。这也就是峨眉功法中所强调的"尽可能用最小的力量完成最大的动作"这一要领的具体体现和方法。

2. 夏至导引术的动作可与峨眉五脏小炼形的心脏导引术、健身气功·十二段锦的"俯身攀足"互参研习。

摄　养

1. 夏至是自然界阳气最旺盛的节气。对于人体而言，夏至时节，人体阳气运行畅达，气血趋于体表，人体腠理开泄，津液外泄，出汗量增加。中医认为"血汗同源"，血为心所主，故有"汗为心之液"之称。因为夏与心气相通，故多汗易使心气涣散，此时保存或及时补充津液至关重要。

2. 夏至时节，办公室和家里的空调使用非常频繁，而且空调冷气越开越大。一部分人由于被空调冷风吹到，或长期处于低温环境中，身体开始出现一些不适症状，特别是老年人以及过敏体质和虚寒体质的人容易出现以上反应。因此，夏至时节房间温度不能过低，否则室内外温差过大，一冷一热容易造成人体难以适应。并且，冷风不能长时间直接地吹向人体。有的朋友为了舒服，将空调的冷风对着自己吹，这种不良习惯容易使人体受到寒邪的侵袭。特别需要注意的是，全身的关节部位，原本循环及温度调节功能就相对薄弱，又缺少肌肉和脂肪组织覆盖，长时间冷气直接吹向关节，容易引起关节僵硬与疼痛。

3. 在我国的部分地区，夏至日有一些民俗，如"冬至饺子夏至面"，北京人在夏至这天就讲究吃面。按照老北京的风俗习惯，每年一到夏至节气就可以大啖生菜、凉面了，因为这个时候气候炎热，吃些生冷之物可以降火开胃，又不至于因寒凉而损害健康。西北有些地区如陕西等地，夏至吃粽子，并取菊为灰用来防止小麦遭受虫害。有些地区，此日若有成年的外甥和外甥女到娘舅家吃饭，舅家必备苋菜和葫芦做菜，俗话说：吃了苋菜，不会发痧；吃了葫芦，腿就有力气；也有的到外婆家吃腌腊肉，说是吃了就不会疰夏。

4. 夏至时节，高温燥热，常使人们饮食无味、睡觉不香，容易出现头晕、头痛、疲倦，甚至恶心、呕吐等症状。为了安全度夏，家庭准备一些防暑降温药物是很有必要的，比如藿香正气水、清凉油、菊花等，还可以制备一些消暑降温的饮品。

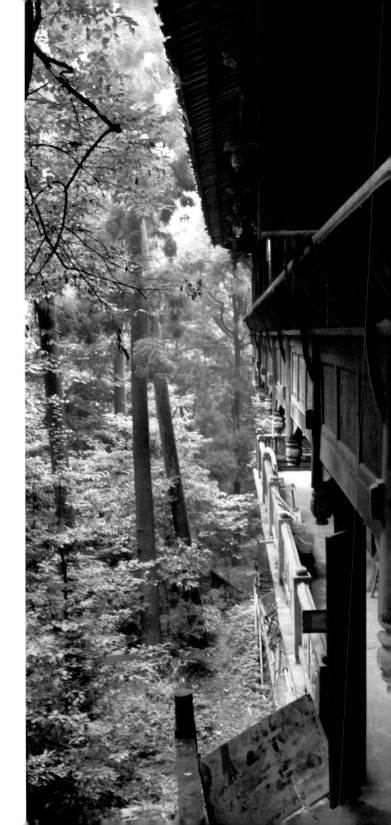

第十一式　小暑翘足舒筋式

小　暑

　　小暑,为一年二十四个节气中的第十一个节气,也是夏季的第五个节气,每年太阳运行至黄经 105°即为小暑。小暑节气一般是从每年的 7 月 7 日前后开始,到 7 月 22 日前后结束。

　　暑,为炎热的意思,小暑与下一个节气大暑比较而言,炎热尚小也,所以称之为小暑。

　　小暑时节,地下冷气上升,天上热气下降,寒热相搏。热盛则燥、寒盛则湿,这是大自然的寒流与热流相乘、相侮的表现。

　　考"暑"字,汉·许慎《说文解字》中说:"暑,热也。暑近湿如蒸,热近燥如烘。"可见,暑,并不仅仅只是热的意思,往往还夹杂了"湿",所以这个时节人们常常感觉闷热不爽。中医治疗"中暑"最负盛名的藿香正气水、十滴水等名方之中,之所以重用芳香化湿、健脾和胃的一类药物,以及中暑之后,之所以兼见呕吐、泄泻等消化系统症状,其原因皆在于"暑"。从小暑导引术、大暑导引术中也不难看出,导引术中均加入了增强脾胃运化功能的导引练习。这一式导引术,将中医"脾主湿"、"脾主肌肉四肢"等理论表现得淋漓尽致。

　　丹医理论认为:人体的四肢,需要脾气不断地输送营养来润泽和充养,以发挥正常的活动功能。如果脾气虚弱,运化无力,则血的化源不足,筋骨肌肉得不到足够的营养,四肢便会倦怠无力。然而,**经常导引、强健四肢,则可使脾胃健运、疾病不生**。

小暑三候

　　小暑的三候为:初候,温风至;二候,蟋蟀居壁;三候,鹰始挚。

　　意思是说:小暑节气之后五日,大地上便不再有一丝凉风,而是所有的风中都带着热浪;再五日,蟋蟀躲在墙壁上纳凉;又五日,鹰类开始捕食。

　　挚:逮;捕;捉。

《四时坐功却病图诀》原文

小暑六月节,运主少阳三气,时配手太阴肺湿土。

每日丑、寅时,两手踞地,屈压一足,直伸一足,用力掣三五度。叩齿,吐纳,咽液。

治病:除腿、膝、腰、髀风湿,肺胀喘咳,小腹脐右胀痛,半身不遂,哮喘,脱肛,手挛,体重。

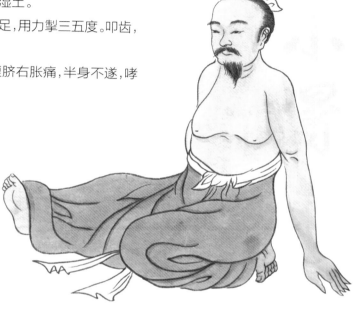

翘足舒筋式

翘足舒筋式中的翘足,是指脚尖做勾与伸的运动。脚尖的勾、伸,可以促进足厥阴肝经、足太阴脾经、足少阴肾经、足阳明胃经、足太阳膀胱经、足少阳胆经等腿、足部三阴、三阳气脉的运行,并可有效地改善阴虚阳亢、上盛下虚的症状,达到舒筋、活络、柔筋、壮骨的目的。

从夏至开始,自然界"一阴初生",到小暑节气时,阴气渐渐上升,生发的阴气和阳气相搏,故开始出现暑湿之气。**此式导引中两手指尖向下而拄地,以练阳中之阴;下肢前伸及足尖勾伸,以练阴中之阳,此正应合了天地之间阴阳二气相搏之象。**

口 诀

西南为起,危坐调息。下颌内收,含胸竖脊。
百会上顶,身成跪立。两足勾回,脚尖着力。
重心左移,右脚踏地。坐左脚跟,十指拄地。
提起右腿,缓缓前踢。绷直足尖,体会气机。
脚尖内勾,足踵用力。勾而复伸,三匝练习。
还收右脚,平正踏地。直立起身,回归跪立。
坐双足跟,两手覆膝。对侧而为,其法如一。

导 引

请扫描二维码
观看演示视频

第十一式
小暑翘足舒筋式

1. 正身跪坐,两手自然放于两腿上,头正颈直,竖脊含胸,呼吸均匀,思想安静,全身放松。

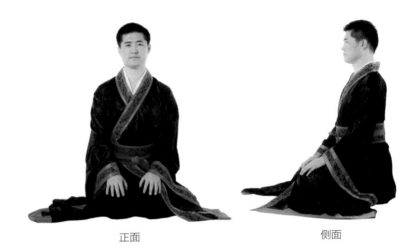

正面 　　　　　　 侧面

2. 下巴内收、百会上顶,带动身体向上立起,成跪立姿势。

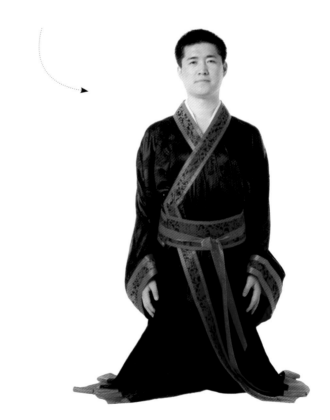

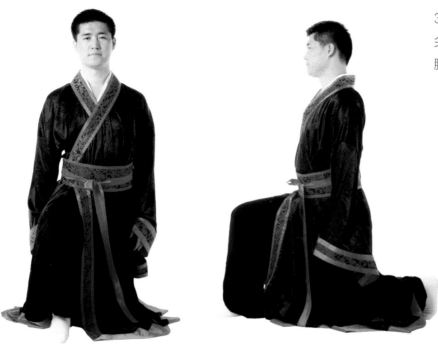

3. 接上式,两脚尖向内勾回,脚
尖着地;然后重心移向左腿,提右
腿带动右脚向前踏地。

正面   侧面

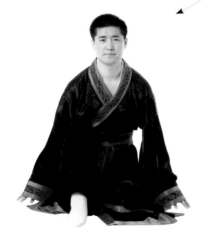

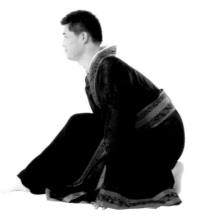

4. 接上式,重心后移,臀部坐于
左脚跟上,同时两手下落于身体
两侧,十指拄地。

正面   侧面

5. 接上式,提右腿,右脚向前缓
缓踢出,脚尖绷直。

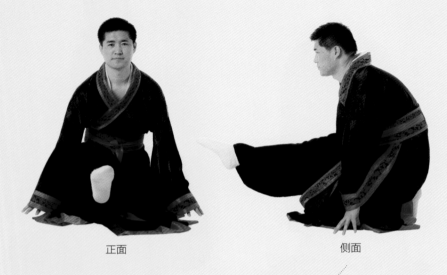

正面　　　　　　　　　侧面

6. 接上式,勾右脚尖,动作略停,
伸右脚尖,动作略停,重复练习
三次。

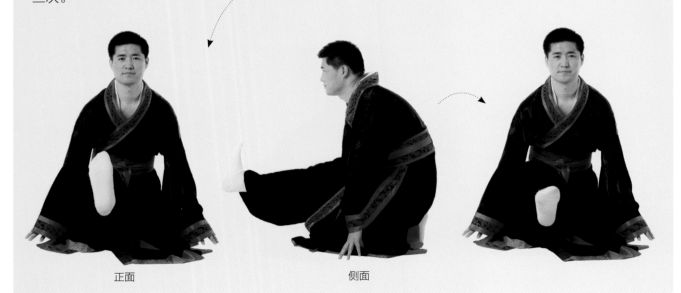

正面　　　　　　　　　侧面

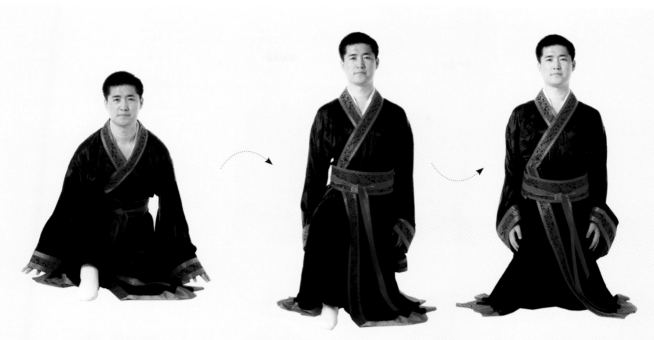

7. 接上式,收右腿,右脚踏地。

8. 起身直立,两臂自然垂于体侧,左脚尖放平,右腿收回,成跪立的姿势。

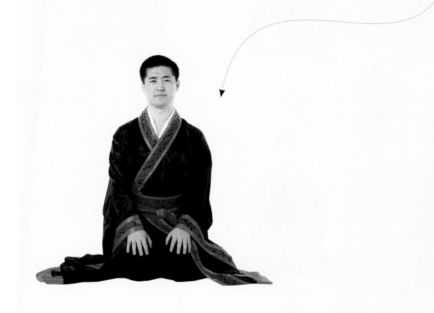

9. 接上式,臀部坐于两脚跟,正身跪坐,两手自然放于两腿上,目视前下方,呼吸调匀,思想安静,全身放松。

10. 开始进行对侧练习,动作同上,左右方向相反。如上左右各做一次为一遍,共做三遍。

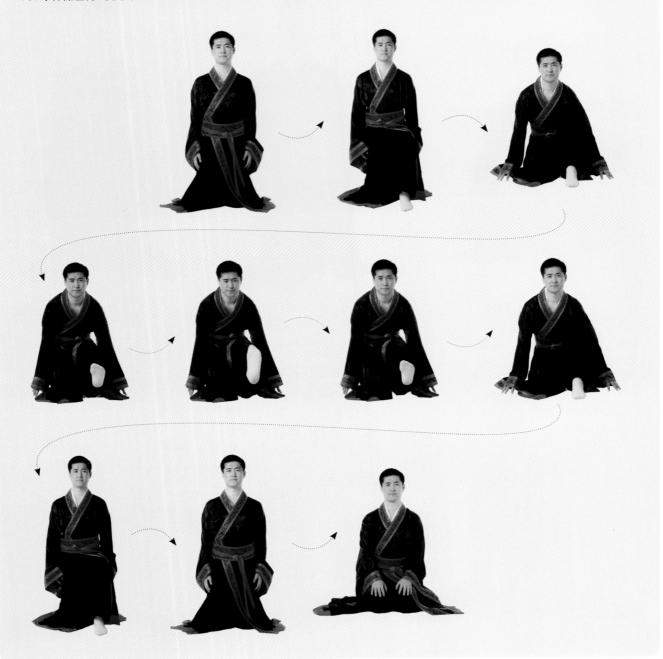

要　领

1. 脚向前踏地时,脚掌踏平,大腿与小腿之间成 90°。

2. 脚向前踢出时,腿、脚要伸直。勾、伸脚尖的动作,速度要慢,到位略停,力贯脚尖。无法将腿抬起者,可伸直腿、脚,将脚跟抵在地面上进行勾、伸的动作。

3. 身体立起时要百会上顶,引领全身,节节拔升;身体下坐时,百会保持上顶,尾闾引领,节节下落。

功　用

1. 增强腿部肌肉、筋骨的力量,提高身体平衡能力。

2. 有效改善大脑神经和人体心肺系统功能,协调各系统器官的正常活动,促进血液循环及消化功能。

3. 疏通腿部经脉气血,尤其是肝、脾、肾、膀胱的经脉。有效防止腿、脚部位关节病变。

方　向

1. 西南方,为小暑导引术练习的最佳方向。

2. 自己喜欢练习的任何方向,都可以作为本导引术的练习方向。

时　间

1.《万寿仙书》钞本:当日01:00~05:00。

2. 一日二十四时:当日13:00~14:00。

3. 小暑节后的15天,为本导引术练习的最佳日期。

4. 自己喜欢练习的任何日期和时辰,都可以作为本导引术的练习日期和时辰。

说　明

1. 小暑导引术,是二十四节气导引术中具有一定动作难度和强度的导引术,对腿部的力量、脚踝部的柔韧以及身体的平衡能力都有较高的要求,所以习练者必须高度集中注意力,才能把这个导引术做好。因此,常习小暑导引术有助于提高集中注意力的能力。

2. 由于此导引术的动作难度、强度较大,所以初学时很难保持心静体松的状态,更难体会气脉内景的变化。习练者可以根据自身状况选择适宜的练习强度、难度及次数,循序渐进,逐步提高。

3. 小暑导引术与峨眉天字庄、峨眉心字庄、峨眉虎步功中的"腿分八法"有异曲同工之妙,习练者可以互参研习。

摄　养

1. 小暑时节正是进入伏天的开始，古人有"万瓦鳞鳞若火龙，日车不动汗珠融。无因羽翮氛埃外，坐觉蒸炊釜甑中"来形容天气炎热。这个时节人们的食欲减退，饮食应选择比较清淡、芳香的食物；也可选择能使体内阳气向外宣泄的进补食品。因为清淡易于消化，芳香可刺激食欲；阳气向外宣泄可与"夏长"之气相适应，符合夏季养"长"之机。

2. 宜参加一些户外活动和适宜的娱乐活动，听一些悠扬舒缓的音乐曲调，以利于调节夏季给人体带来的炎热烦恼。此所谓"听曲消愁，有甚于服药矣"。另外，可适当进行肢体导引运动，使体内阳气得以向外宣泄，以应"夏长"之气。

3. 小暑之日天气炎热，人们常常要在这一天把衣服、书籍等拿出来晾晒，谓之"晒龙袍"，据说此日晾晒后，可以避免被虫蛀。在不少农村地区，有"吃新"的习俗。将新割的稻谷碾成米后，全家围坐一起，一同吃尝新酒。而在城市，一般会买来新米，与家中的老米同煮，辅以新上市的蔬菜。在乡下，一般在小暑过后逢卯日"吃新"。民间有"小暑吃黍，大暑吃谷"的说法。

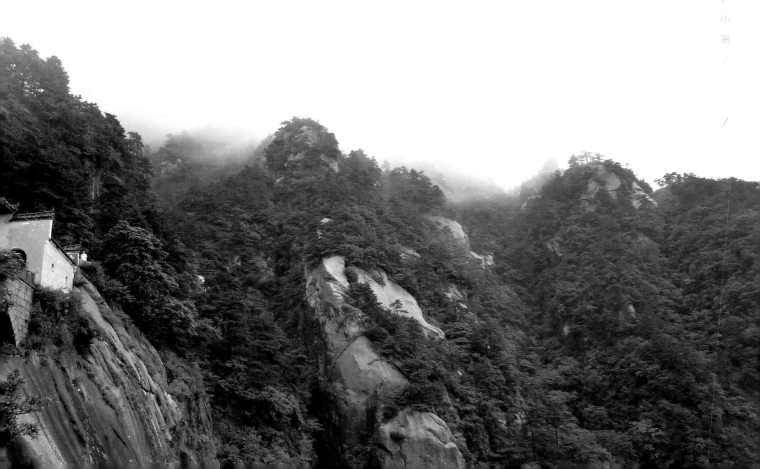

第十二式　大暑踞地虎视式

大　暑

　　大暑,为一年二十四个节气中的第十二个节气,也是夏季的最后一个节气,每年太阳运行至黄经120°即为大暑。大暑节气,一般是从每年的 7 月 22 日前后开始,到 8 月 7 日前后结束。

　　大暑时节是一年中最为炎热的时期,与小暑相对而言,所以称之为大暑。这个时期夏日炎炎,空气闷热,酷热难耐,常会令人坐立不安。但此时却正是茉莉、荷花盛开的季节。天气愈热,茉莉花香愈浓,十里幽香沁人心脾;高洁淡雅的荷花,不畏烈日骤雨,晨开暮敛,清香远溢。此大自然生克制化之理也。

　　大暑时节,阴渐长,阳渐消。在人体中,脾为阴,胃为阳。如果脾阴过盛,胃阳易被湿困,就会出现食欲不振、消化不良等症状。**故在大暑时节练习导引术以增强脾胃功能,可以调和阴阳,增强体质,促进气血濡润脏腑、营养肌肉和四肢。**

　　大暑导引术,与峨眉派所传的脾脏小炼形的功后导引动作如出一辙,具有增强脾胃运化功能的作用。其理可参见小暑导引术及脾脏小炼形的相关论述。

大暑三候

　　大暑的三候为:初候,腐草为萤;二候,土润溽暑;三候,大雨行时。

　　意思是说:大暑节气之后五日,陆生的萤火虫开始产卵于枯草上;再五日,天气开始变得闷热,土地潮湿起来;又五日,常常会出现大的雷雨,这大雨使暑湿减弱,天气开始向立秋过渡。

　　腐草:枯草也。

　　溽:音辱,湿也。

《四时坐功却病图诀》原文

大暑六月中,运主太阴四气,时配手太阴肺湿土。

每日丑、寅时,双拳踞地,返首向肩引作虎视,左右各三五度。叩齿、吐纳、咽液。

治病:除头、项、胸、背风毒,咳嗽,气喘,胸满,臂痛,皮麻,小便数洒,寒热。

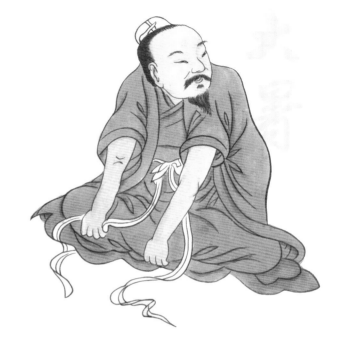

踞地虎视式

大暑是夏季的最后一个节气,也是与秋季相接的节气。但是此时正值三伏天,气温高,湿度大,极易使人伤气、中暑。

踞地虎视式,从外形动作而言,双拳拄地、两目圆睁、摇头摆尾,如虎之威猛,故名。踞地,指的是以两拳拳面拄地之意。

通过两手拄地而定、昂头瞪目、摇头摆尾的动作练习,可以强化对脊柱、腰背、胸腹的伸展练习。从中医理论角度来分析,此式对于五脏六腑,尤其是脾胃的消化功能具有很好的促进作用。经云"诸湿皆责之于脾",在高温、炎热、暑湿难耐的大暑季节,练习此导引术,可以健脾除湿、防治中暑,故与大暑节气相应。

口 诀

大暑时节,西南当令。盘坐巍巍,心平气静。
两臂侧伸,小指引领。握拳拄地,顶劲虚灵。
昂头伸腰,抬颌努睛。目视苍穹,气定神凝。
左后转颈,尾闾随行。摇头摆尾,动作略停。
头部回转,势如前行。抬头掉尾,目视苍冥。
左右反复,三匝为盈。正身还原,体松心静。

导 引

◁ 请扫描二维码
观看演示视频

第十二式
大暑距地虎视式

1. 采用盘坐式(散盘、单盘、双盘
均可),两手自然覆按于两膝,正
身端坐,呼吸均匀,思想安静,全
身放松。

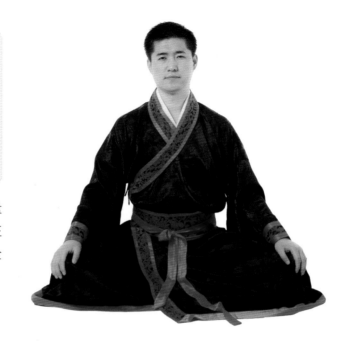

2. 两臂内旋,小指在上,拇指在
下,掌心向后,侧伸至身体两侧,
目视前方。

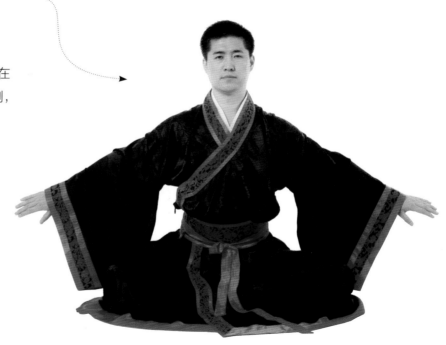

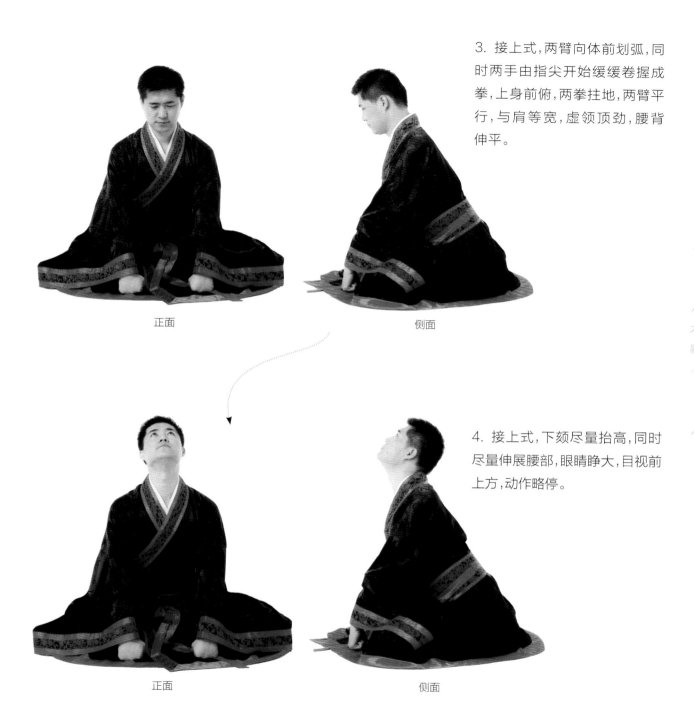

3. 接上式,两臂向体前划弧,同时两手由指尖开始缓缓卷握成拳,上身前俯,两拳拄地,两臂平行,与肩等宽,虚领顶劲,腰背伸平。

正面

侧面

4. 接上式,下颏尽量抬高,同时尽量伸展腰部,眼睛睁大,目视前上方,动作略停。

正面

侧面

大
暑

5. 接上式,头向左后方转动,意念观注尾闾,动作略停。

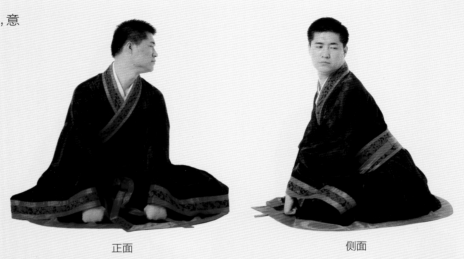

正面   侧面

6. 接上式,头转回,目视前上方,动作略停。

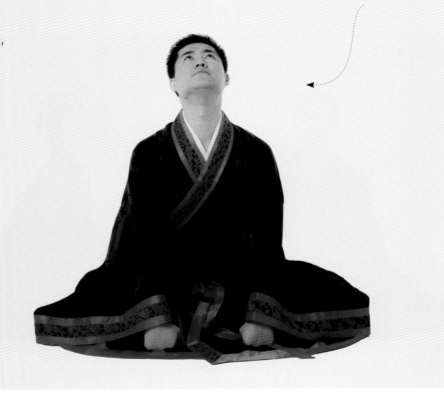

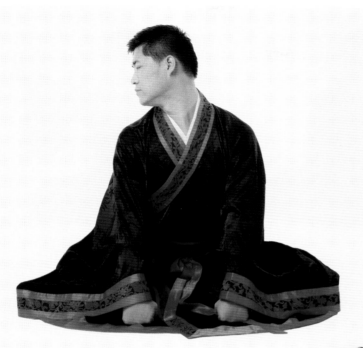

7. 接上式,头向右后方转动,意念观注尾闾,动作略停。

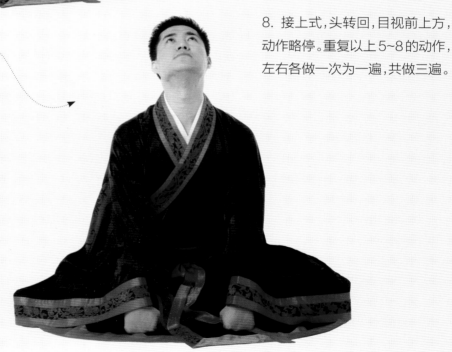

8. 接上式,头转回,目视前上方,动作略停。重复以上5~8的动作,左右各做一次为一遍,共做三遍。

9. 接上式,下颏收回,虚领顶劲,腰背伸平。

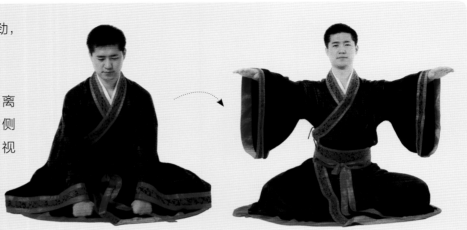

10. 接上式,上身直起,两拳离地,由拳变掌,两臂向左右45°侧伸,至与肩相平,掌心向下,目视前方。

11. 接上式,沉肩坠肘,松腕舒指,下落还原,两手覆按两膝,目视前下方,呼吸自然,全身放松。

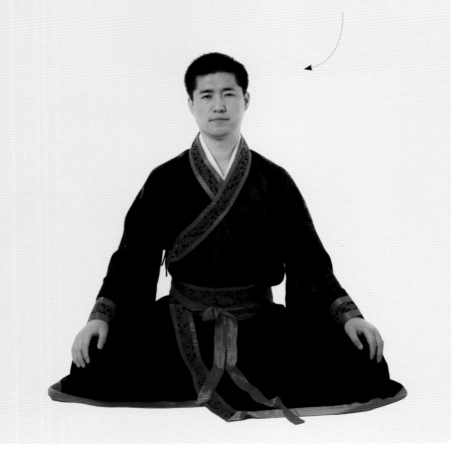

要　领

1. 拳面拄地不可用力,同时注意保持腰背拔伸。

2. 抬头伸腰时要尽可能使下颏向前、向上伸展,与尾闾对拔拉伸。

3. 头向左右转动时,应尽力保持下颏与尾闾的对拔拉伸,同时向尾闾方向观看,意注尾闾。

4. 头向左右转动时,动作幅度要大,速度要慢。

5. 练习结束后,仔细体会全身,尤其是整个脊柱放松的感觉。

功　用

1. 加强脊柱伸展功能,有效矫正脊柱变形,防治颈椎、腰椎疾患。

2. 伸展胸腹,拔伸背脊,使任督二脉气血调畅,促进全身阴阳气血平衡。

3. 大暑导引术通过昂头伸腰、摇头摆尾的动作练习,使颈、腰、胸、背及整个脊柱得到充分的伸展,并具有强壮脏腑、补肾养心、促进脾胃消化功能的作用。

方　向

1. 西南方，为大暑导引术练习的最佳方向。

2. 自己喜欢练习的任何方向，都可以作为本导引术的练习方向。

时　间

1.《万寿仙书》钞本：当日01:00~05:00。

2. 一日二十四时：当日14:00~15:00。

3. 大暑节后的 15 天，为本导引术练习的最佳日期。

4. 自己喜欢练习的任何日期和时辰，都可以作为本导引术的练习日期和时辰。

说　明

大暑导引术，与峨眉十二庄之云字庄、峨眉五脏小炼形之脾脏小炼形、少林达摩易筋经之"掉尾势"、健身气功八段锦之"摇头摆尾祛心火"等有异曲同工之妙，可互参研习。

摄　养

1. 大暑时节，由于天气炎热，食欲往往减退，选择食物宜清淡、宜芳香，因为芳香可增进食欲，清淡则易于消化。同时进食要定时定量，多饮开水或淡盐水，适当吃一些瓜果或凉拌菜，适当喝一些新鲜果汁，注意防暑降温。

2. 夏季气候炎热，酷暑多雨，暑湿之气容易乘虚而入；且暑气逼人，心气易于亏耗，尤其对于老人、儿童、体虚气弱者，容易导致疰夏、中暑等病的发生。如果出现全身明显乏力、头昏、心悸、胸闷、注意力不集中、大量出汗、四肢麻木、口渴、恶心等症状时，多为中暑先兆。一旦出现上述症状时，应立即将患者移至通风处休息，给其喝些淡盐开水或绿豆汤、西瓜汁、酸梅汤等。预防中暑应注意劳逸结合，避免在烈日下暴晒，注意室内降温，睡眠要充足，讲究饮食卫生。

3. 大暑是全年温度最高、阳气最盛的时节，在中医学中有"冬病夏治"的说法，故对于那些每逢冬季就发作的严重慢性疾病，如慢性支气管炎、肺气肿、支气管哮喘、风湿痹证等，大暑时节是最佳的治疗时机。

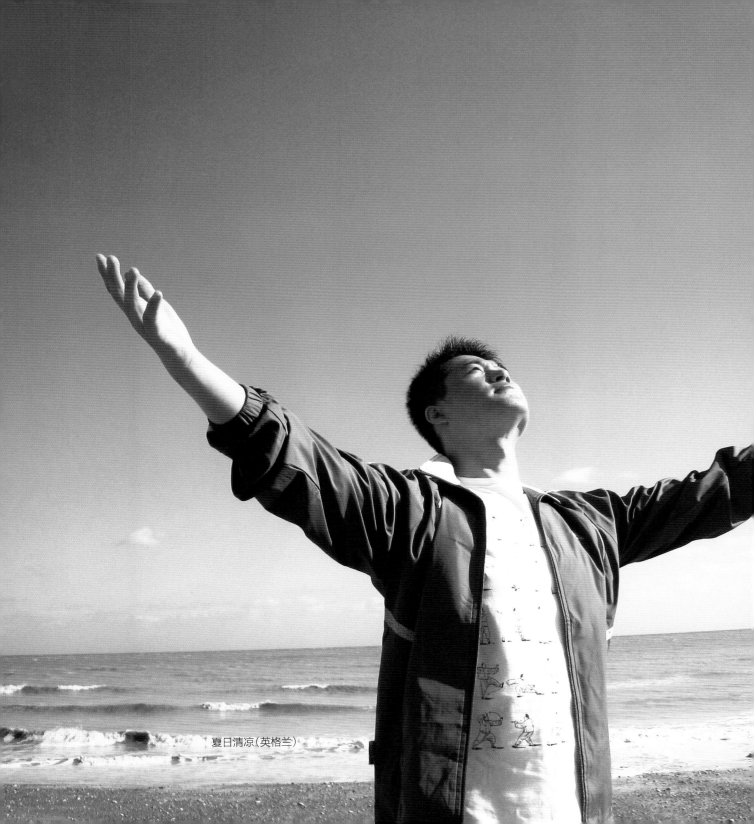
夏日清凉（英格兰）

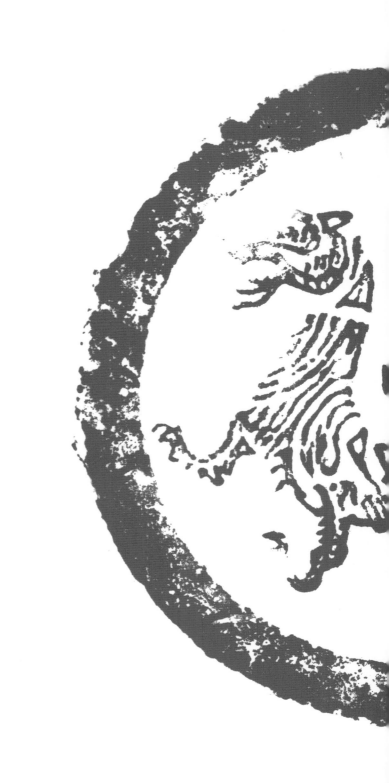

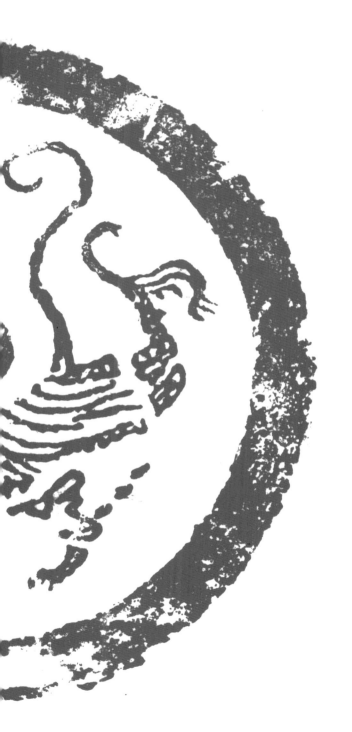

秋季导引篇

第十三式　立秋缩身拱背式

立　秋

　　立秋,是二十四节气中的第十三个节气,也是秋季的第一个节气,每年太阳运行至黄经135°时即为立秋。立秋节气,一般是从每年的8月7日前后开始,到8月22日前后结束。

　　立秋的"立"是开始的意思,立秋表示暑去凉来、秋天开始之意。从立秋这一天开始,天高气爽,月明风清,气温逐渐由闷热变得凉爽起来。民间谚语说:"立秋之日凉风至",说的就是从立秋这一天开始,就会明显感觉到天气的凉意。《管子》中记载:"秋者阴气始下,故万物收。"由于立秋是秋季的初始,是气候由热转凉的重要交接时节,也是阳气渐收、阴气渐长,由阳盛逐渐转变为阴盛的时期,是万物成熟、收获的季节,也是人体阴阳代谢出现阳消阴长的过渡时期。因此,秋季养生,无论精神情志、饮食起居、运动锻炼都要顺应春生夏长、秋收冬藏的自然规律,以养收为原则进行。

　　《黄帝内经》中指出,秋天养生的要领是"使志安宁,以缓秋刑;收敛神气,使秋气平;无外其志,使肺气清,此秋气之应,养收之道也"。中医理论认为,秋内应于肺,肺在志为悲(忧),悲忧易伤肺,肺气虚则机体的耐受能力下降,易生悲忧之情绪。所以,在进行自我调养时,要注意精神调养,做到内心宁静、神志安宁、心情舒畅,切忌悲忧伤感。即使遇到伤感的事,也应主动予以排解,以避肃杀之气。同时,还应收敛神气,以适应秋天容平之气。

　　另外,秋季多干燥,故《道藏·玉轴经》还提出"真液养真阴"之说,就是将自己练习导引过程中产生的唾液,分成三次咽下,并用意识送入丹田的"咽津"之法,以及用噻字诀敛气等,另详专篇论述,此处从略。

　　立秋时节,暑气渐消,秋风渐起,天气晴朗,地气清爽。气候由阳转阴,主收敛。手太阴肺与秋气相应,居五脏六腑之上,司呼吸,主气,吸清吐浊,是体内外气体交换的场所,有天地阴阳交泰之妙。肺与大肠为表里之用,手阳明大肠居五脏六腑之下,主运化糟粕,排泄食物残渣。锻炼肺与大肠可以宣通五脏六腑气血,增强呼吸系统功能。

　　在二十四节气导引术中,立秋导引术是第一个把呼吸与动作结合起来进行练习的导引术,不仅有吸气、呼气的练习,同时还加入了闭气的练习方法。在导引术中加入了呼吸的练习方法,这会大大加强对气的导引与控制作用;同时,也能使习练者更加体会和理解二十四节气导引术又称为二十四节气水火聚散图的内涵。

立秋三候

　　立秋的三候为:初候,凉风至;二候,白露降;三候,寒蝉鸣。

　　意思是说:立秋节气之后五日,刮风时人们会感觉到凉爽,此时的风已不同于暑天中的热风;再五日,早晨的大地上会有雾气与露水产生;又五日,感阴而鸣的寒蝉也开始鸣叫。

　　寒蝉:蝉小而青赤色者。

《四时坐功却病图诀》原文

立秋七月节，运主太阴四气，时配足少阳胆相火。

每日丑、寅（一说为"丑、子"）时，正坐，两手托地，缩体闭息，耸身上踊，七八度。叩齿、吐纳、咽液。

治病：补虚益损，去腰肾积气，口苦，心胁痛，不能动头、颈、目，腋肿痛，汗出振寒。

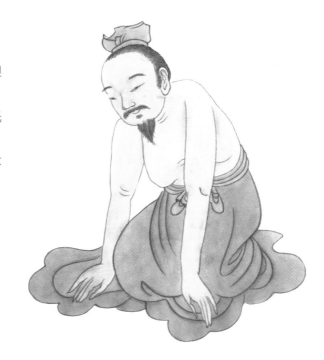

缩身拱背式

缩身、拱背，"头""尾"相接，是这个导引术的重点和难点。此时，胸腹内收，使体内之气尽力排空，犹如用力握紧吸水的海绵一般。当抬头翘尾、伸展胸腹时，身体自然充分吸气入内并使气充沛全身，犹如用海绵尽力吸水一般。身体放平或者缩身拱背时，则将水分尽力排出。此式导引术能真正体现吐纳炼气、导引炼形之妙处所在，需要细细体味。

人体腰背属阳、胸腹属阴，此式通过缩身拱背、伸展胸腹的练习，可以促进人体阴阳、气血的运行，真可谓法简效宏。试观虎、猫等动物亦常做此动作，盖同理也。故峨眉诀云："象天则地，圆空法生，大小开合，唯妙于心"。

口 诀

起于西南，危坐正身。俯身平脊，托地前伸。
呼气拱背，收腹缩身。浊气吐尽，屏息凝神。
腰背平直，头尾对抻。拔脊竖项，劲提耳根。
抬头掉尾，节节拔伸。吸气充身，屏息凝神。
三复其法，有条不紊。重心后移，坐于足跟。
收掌舒脊，危坐正身。目视下方，调息凝神。

导 引

请扫描二维码
观看演示视频

第十三式
立秋缩身拱背式

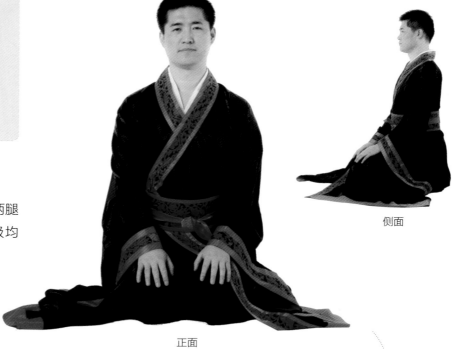

1. 正身跪坐，两手自然放于两腿上，头正颈直，竖脊含胸，呼吸均匀，思想安静，全身放松。

侧面

正面

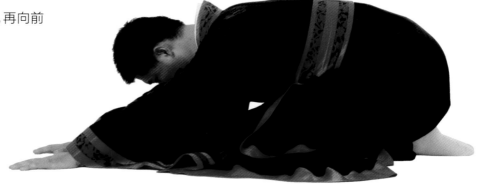

2. 俯身、伸脊，两掌触地，再向前尽力伸展。

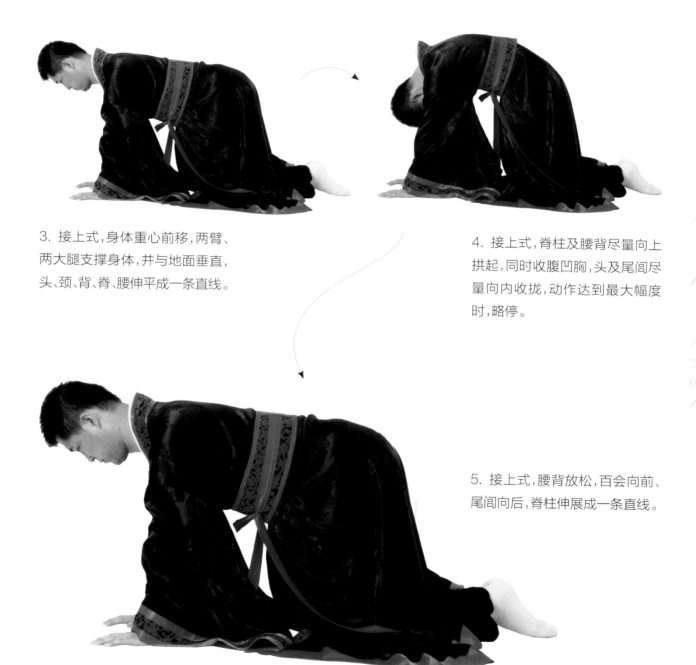

3. 接上式,身体重心前移,两臂、
两大腿支撑身体,并与地面垂直,
头、颈、背、脊、腰伸平成一条直线。

4. 接上式,脊柱及腰背尽量向上
拱起,同时收腹凹胸,头及尾闾尽
量向内收拢,动作达到最大幅度
时,略停。

5. 接上式,腰背放松,百会向前、
尾闾向后,脊柱伸展成一条直线。

立
秋

6. 接上式，头部、尾闾向上伸展并尽量"靠拢"，同时脊柱、胸腹尽力向下伸展，使身体成"U"形，动作达到最大幅度时，略停，目视前上方。

7. 接上式，胸腹、腰背放松，百会向前、尾闾向后，脊柱伸展成一条直线。

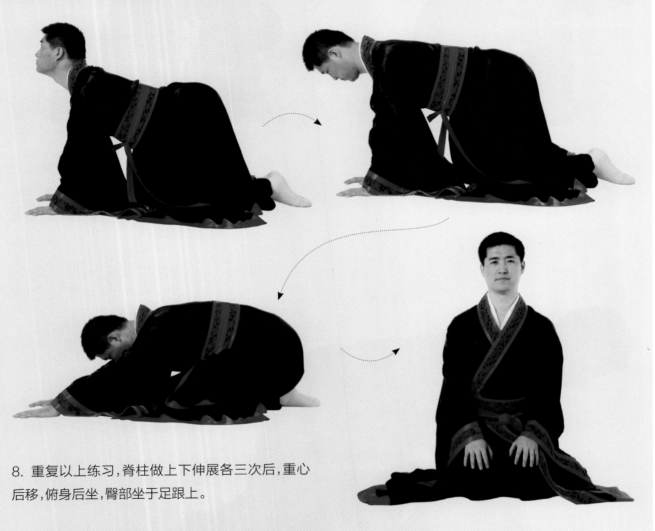

8. 重复以上练习，脊柱做上下伸展各三次后，重心后移，俯身后坐，臀部坐于足跟上。

9. 接上式，上身竖直，两手收回大腿上，还原成跪坐的姿势，目视前下方，呼吸调匀，思想安静，全身放松。

要　领

1. 动作开始时，两手前伸，但臀部不可离开脚跟，体会两臂及身体拔伸的感觉。

2. 收势时，重心后坐，但两手位置不变，体会两臂及身体拔伸的感觉。

3. 在立秋导引术的练习过程中，动作的要点虽然是在头顶和尾闾这两点上，但意念要始终集中在整个脊柱上，体会脊柱前后拔伸，向上和向下呈"弓形"伸展时的感觉，以及这三个动作转换过程中脊柱的动作及变化。

4. 练习纯熟之后，可以在脊柱及腰背向上拱起时，配合呼气；头及尾闾上翘时，配合吸气；动作略停时，配合闭气；脊柱伸展成一条直线时，自然呼吸，将呼吸调整均匀。但这些都应顺其自然，不必强求。

功　用

1. 立秋导引术，通过头和尾闾的同向运动及反向伸展，使整个脊柱产生对拔拉伸的作用，从而使脊柱得到充分的锻炼，有效防治各种脊椎、腰椎、颈椎疾患。

2. 立秋导引术，模仿猫、虎伸腰、拱背的动作，是对脊柱极佳的锻炼方法。它不仅对腰背、胸腹、脊柱都有很好的作用，并有加强消化系统、肺活量、肾功能的效果。

3. 腰背属阳，胸腹属阴，督脉为阳脉之海而位于背脊，任脉为阴脉之海而位于胸腹正中，所以本式导引术可有效地加强任督二脉的气血循环，调整阴阳气脉的平衡。

4. 大幅度的动作导引配合呼吸的练习，可起到强壮脏腑，鼓荡内气，荡涤身心的作用。

方　向

1. 西南方,为立秋导引术练习的最佳方向。

2. 自己喜欢练习的任何方向,都可以作为本导引术的练习方向。

时　间

1.《万寿仙书》钞本:当日 01:00~05:00,一说为昨日 23:00~当日 03:00。

2. 一日二十四时:每日 15:00~16:00。

3. 立秋节后 15 天,为本导引术练习的最佳日期。

4. 自己喜欢练习的任何日期和时辰,都可以作为本导引术的练习日期和时辰。

说　明

1. 立秋导引术,先做大幅度的动作练习,动作熟练后逐步加入呼吸方法的练习,并体会体内气脉内景的细微变化。练习结束之后,要静静体会脊柱、腰背及全身都得到充分伸展的感觉,身体温暖,甚至微微汗出,身心舒畅。

2. 立秋导引术,与峨眉十二庄之龙字庄、鹤字庄,少林达摩易筋经之卧虎扑食势、打躬势、掉尾势,健身气功五禽戏之鹿奔、鸟飞,健身气功马王堆导引术之鸟伸等有异曲同工之妙,可互参研习。

摄　养

1. 立秋乃初秋之季,暑热未尽,虽有凉风时至,但天气变化无常,即使在同一地区也会出现"一天有四季,十里不同天"的情况。因而着衣不宜太多,否则会影响机体对气候转冷的适应能力,易受凉感冒。

2. 秋时肺金当令,肺金太旺则克肝木,故《金匮要略》又有"秋不食肺"之说。秋季燥气当令,易伤津液,故饮食应以滋阴润肺为宜。《饮膳正要》说:"秋气燥,宜食麻以润其燥,禁寒饮"。更有主张入秋宜食生地粥,以滋阴润燥者。总之,秋季时节,可适当食用芝麻、糯米、粳米、蜂蜜、枇杷、菠萝、乳品等柔润食物,以益胃生津。《素问·脏气法时论》说:"肺主秋……肺收敛,急食酸以收之,用酸补之,辛泻之",可见酸味收敛肺气,辛味发散泻肺,秋天宜收不宜散,所以要尽量少吃葱、姜等辛味之品,适当多食酸味果蔬。

3. 在起居方面,应"早卧早起,与鸡俱兴"。早卧以顺应阳气之收敛,早起为使肺气得以舒展,以防收敛太过。

4. 立秋时节民间有"贴秋膘"一说。意思是在炎热的夏季,人们吃饭不香,一旦立秋,虽仍然很热,而人们的身上再无湿黏不适之感,毕竟凉爽的秋天快要到了。于是就开始萌发了要做点好吃的想法,以补偿入夏以来的亏空,吃什么呢? 最解馋的是炖肉,用吃炖肉的办法把夏天身上掉的膘重新补回来,所以叫"贴秋膘"。在杭州有立秋吃西瓜的习惯,在天津有咬秋的习俗,四川东、西部还流行喝"立秋水",山东莱西地区则流行立秋吃"渣",这么多食俗大都为预防腹泻等胃肠疾患。

5. 着装要注意"秋冻"。立秋时节,天气骤然变凉,这时人们的第一感觉就是寒冷,于是就有一些人急急忙忙地将厚衣服穿在身上。事实上,秋天应该缓慢地增加衣服。秋天微寒的刺激,可提高大脑的兴奋性,使皮肤代谢加快,机体耐寒能力增强,更能适应即将来临的冬季。当然,这也要遵循适度和因人而异的原则,不能冻得打寒战,这样不但不能增强抵抗力,反而会被冻出病来。对于老人和孩子,在进入秋天时就要注意保暖。

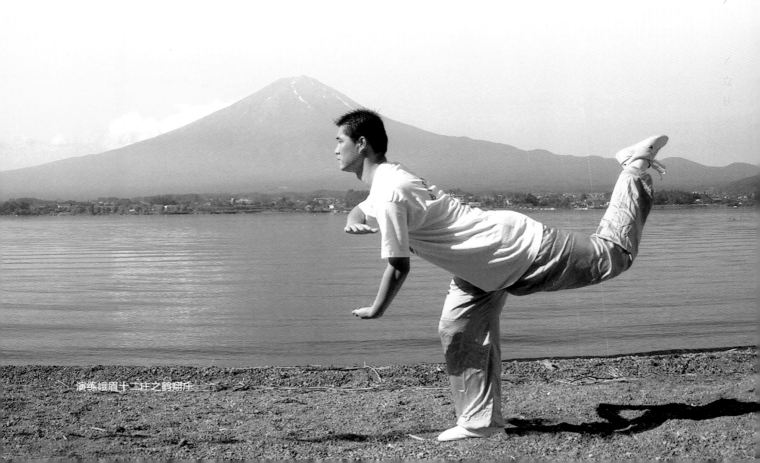

演练峨眉十二庄之鹤翔庄

第十四式　处暑反捶背脊式

处　暑

处暑,为一年二十四个节气中的第十四个节气,也是秋季的第二个节气,每年太阳运行至黄经 150° 时即为处暑。处暑节气,一般是从每年的 8 月 22 日前后开始,到 9 月 8 日前后结束。

"处"含有躲藏、终止的意思。"处暑"表示炎热的暑天结束了,所以古人说:"处,去也,暑气至此而止矣",故名处暑。

小暑、大暑是表示暑热之气由小变大,而处暑则表示气候从暑热逐渐向寒冷过渡。处暑节后,暑热渐消,自然界阳气开始收敛,人体阳气也随之开始逐渐收敛。

处暑导引术,是二十四节气导引术中唯一运用了敲打的导引术。在左右顾盼、脊柱侧伸犹如"两张弓"的状态下,同时配以敲打动作,这对于脊柱及相关经络而言,就像"弹动和拨响"了绷紧的"琴弦",从而起到震动及疏通气血的作用。处暑导引术与峨眉伸展功中的"左顾右盼式"有异曲同工之妙,而更增加了震动、敲打的功效。

处暑三候

处暑的三候为:初候,鹰乃祭鸟;二候,天地始肃;三候,禾乃登。

意思是说:处暑节气之后五日,老鹰开始大量捕猎鸟类;再五日,天地间万物出现一片清空肃杀之景象;又五日,黍、稷、稻、梁等农作物开始成熟。

肃:肃杀,形容秋冬天气寒冷、草木凋落之象。

登:乃是谷物成熟之意。

《四时坐功却病图诀》原文

处暑七月中，运主太阴四气，时配足少阳胆相火。

每日丑、寅（一说为"丑、子"）时，正坐，转头左右举引，就反两手捶背，各五七度。叩齿、吐纳、咽液。

治病：风湿留滞，肩、背、胸、胁、髀、膝及诸骨节痛，咳嗽气喘，悉除。

反捶背脊式

反捶背脊式，因两手握空拳并反手在背后沿着脊柱两边轻轻捶打，故名。人体"督脉"为"阳脉之海"，总督一身之阳气。又脊柱为人体之"脊梁"，统为脏腑、神经之枢纽。轻轻捶打背脊，能够起到催发阳气、补肾、壮骨、健腰等作用；同时，足太阳膀胱经的气血也会变得通畅，对于调节肺脏功能也有很大的好处。

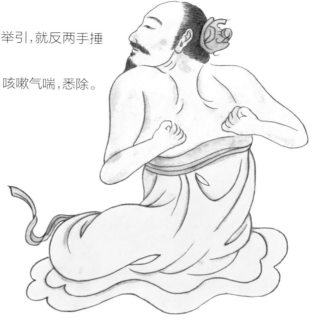

这一式导引术，非常适合长期处于坐姿及伏案工作或学习的人们进行姿势矫正与锻炼。因为伏案工作或学习时，两臂向前伸展，为保证两臂的活动性，身体的重心利用杠杆原理而前倾，脊柱始终处于负重状态，长期这样容易导致腰部疾患。而最有效的锻炼方法其实就是做反向锻炼，两拳在身体背后敲击，自然就会有两臂向后的伸展和两肩的外展，以及两肩胛骨在身后的挤压，这本身就对颈肩部位有较好的调节作用。

处暑节气，人体气机应合了自然"肃降"之象，但是要降而不过，故此式练习是"降中有升"以应之。

口诀

处暑盘坐，西南为初。两臂侧伸，向后划弧。
双握空拳，眼贴骶骨。俯身向前，拳护脊柱。
轻轻捶打，如将琴抚。自下而上，转体左顾。
头身转正，捶打变术。自上而下，直至骶骨。
双拳捶打，力量匀布。节奏韵律，怡然适度。
反向施为，动作如故。左右连贯，三遍其复。
头身转正，还归本初。静观片刻，气行脉注。

导 引

请扫描二维码
观看演示视频

第十四式
处暑反捶背脊式

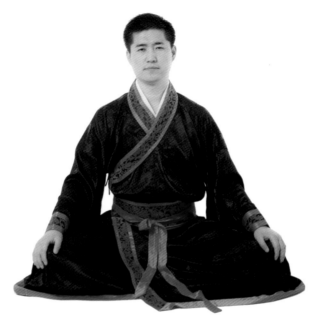

1. 采用盘坐式(散盘、单盘、双盘均可),两手自然覆按于两膝,正身端坐,呼吸均匀,思想安静,全身放松。

2. 两臂内旋,小指在上,拇指在下,掌心向后,侧伸至身体两侧,目视前方。

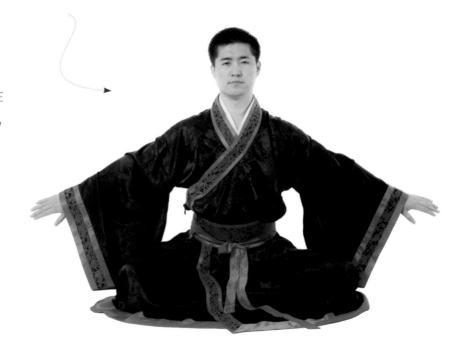

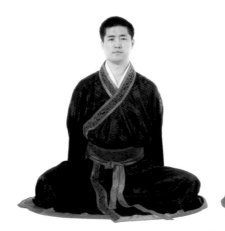

正面

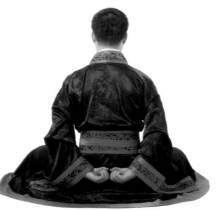

背面

3. 接上式,两手从指尖开始卷握成空拳,同时两拳向后划弧,至拳眼轻轻抵在骶骨两旁。

4. 接上式,两拳沿脊柱两侧,由下向上轻轻捶打,同时虚领顶劲,身体微微前倾,拔伸脊柱。

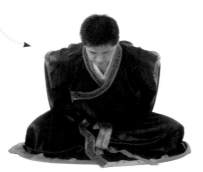

正面

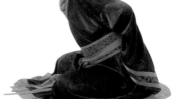

侧面

5. 接上式,头身尽量向左后转动,脊柱旋转拔伸,同时两拳继续捶打脊柱两侧。

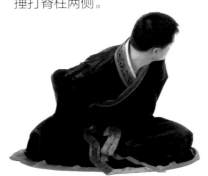

正面

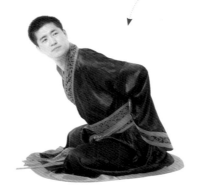

侧面

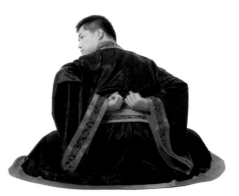

背面

6. 接上式,头身转正、直伸,同时两拳沿脊柱两侧,
自上而下轻轻捶打,至骶骨两旁。

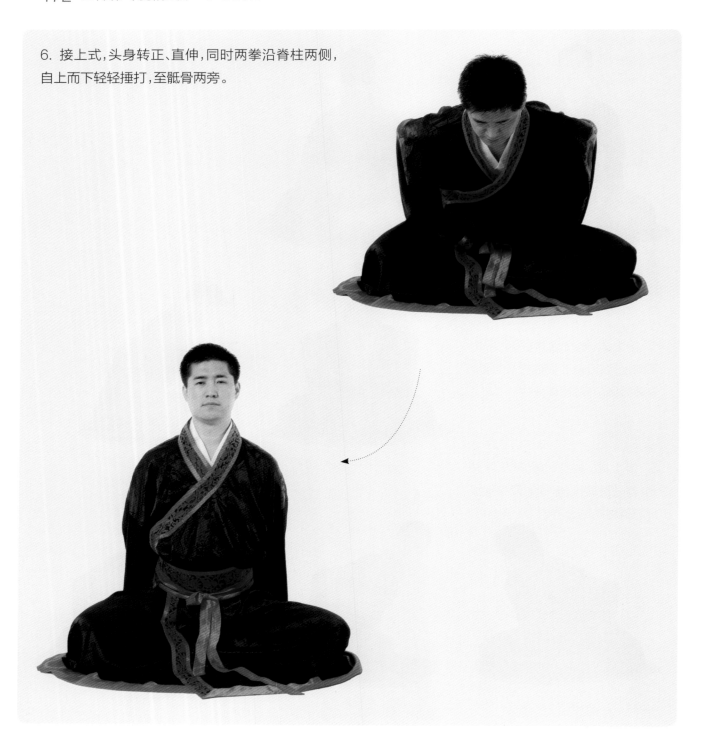

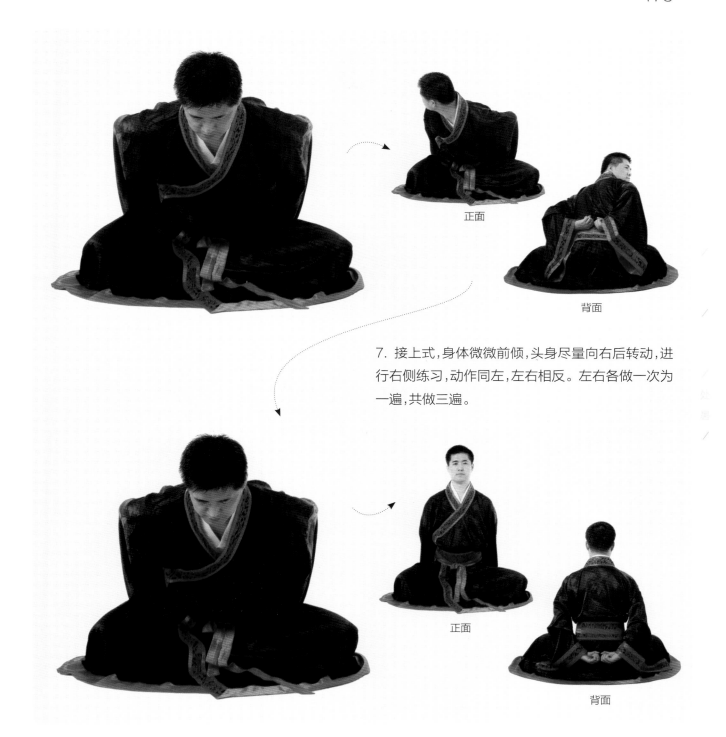

正面

背面

7. 接上式，身体微微前倾，头身尽量向右后转动，进行右侧练习，动作同左，左右相反。左右各做一次为一遍，共做三遍。

正面

背面

8. 接上式,头身转正、直伸,两拳松开成掌,同时向身体两侧伸展,小指在上,拇指在下,掌心向后。

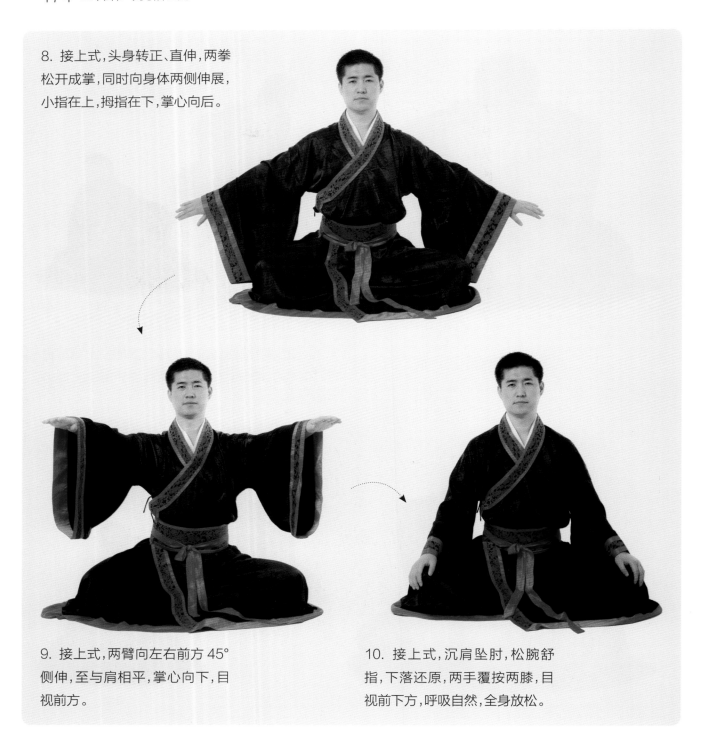

9. 接上式,两臂向左右前方45°侧伸,至与肩相平,掌心向下,目视前方。

10. 接上式,沉肩坠肘,松腕舒指,下落还原,两手覆按两膝,目视前下方,呼吸自然,全身放松。

要 领

1. 捶打脊背时,两拳要同时起落,缓慢而富有节奏,并与身体的前倾、左右转动等动作协调一致,不可顾此失彼。捶打应有一定的力度,并对脊柱及身体产生一定的震动,捶打节奏的快慢与次数则可自行掌握,或随着音乐的节拍进行。

2. 身体前倾及左右转动时,百会与尾闾这两点要对拔拉伸,体会脊柱伸展及转动的感觉。

3. 脊柱的伸展犹如琴弦绷紧,双拳的捶打犹如拨动琴弦,轻轻地捶打,其震动即可波及全身,进而引发全身逐渐发热,甚至微微出汗。整个动作应在"禅定"的状态下进行,静静地体会来自身心深处的种种反应与变化。

4. 每次练习结束时,不要马上收功或立刻开始其他练习,应静养片刻,细细品味温暖的感觉从骶骨开始逐渐向上蔓延,所经之处,舒适非常。

功 用

1. 双拳对脊柱两侧的捶打,对脊柱产生震动波,既可疏泄郁滞,又能补益虚损,可助激发经气,疏通经络,调补脏腑。

2. 捶打的动作可以强腰壮肾,振奋阳气,有效改善腰背疾患。

方　向

1. 西南方,为处暑导引术练习的最佳方向。

2. 自己喜欢练习的任何方向,都可以作为本导引术的练习方向。

时　间

1.《万寿仙书》钞本:当日 01:00~05:00,一说为昨日 23:00~ 当日 03:00。

2. 一日二十四时:当日 16:00~17:00。

3. 处暑节后 15 天,为本导引术练习的最佳日期。

4. 自己喜欢练习的任何日期和时辰,都可以作为本导引术的练习日期和时辰。

说　明

1. 处暑导引术看似简单,但初学时,左右转体、拔伸脊柱及两拳捶打的动作很容易顾此失彼,需要多加练习,自然会逐步协调一致,体会到其中的妙处。

2. 处暑导引术,与峨眉伸展功之左顾右盼势、健身气功·五禽戏之鹿抵等有着异曲同工之妙,可互参研习。

3. 初学此导引术,可以按照以下步骤进行分解练习,可收到事半功倍的效果。

① 两手叉腰,下巴内收、百会上顶、提耳根劲,体会百会与尾闾对拔拉伸、脊柱伸展的感觉。

② 接上式,头顶向上、向前用力,带动躯干前伸、前俯,体会脊柱拔伸之力更大,而不是低头俯身、脊柱放松。

③ 接上式,头顶继续向上并向左转动,带动躯干继续拔伸并向左转,体会脊柱在旋转中继续拔伸的感觉。右侧要点相同,方向相反。

④ 动作恢复到正前方时,要点同前。

⑤ 在上述几项练习纯熟之后,再加入双拳捶打的动作。

摄　养

1. 处暑时节，在饮食方面重点要预防"秋燥"，多吃一些寒凉多汁的蔬菜水果和流食，如黄瓜、西红柿、冬瓜、百合、白萝卜、胡萝卜、梨、苹果、葡萄、荸荠、甘蔗、柑橘、香蕉、柿子、菠萝、罗汉果、大枣，以及汤、粥等。这不但有利于维生素的补充，还能够增加水分的摄入。不宜食用花椒、辣椒等辛热食物，更不宜吃烧烤食品，以免加重秋燥的症状。

2. 在起居方面应早睡早起，夜间睡眠要关好门窗、盖好被子，防止腹部受凉。应根据天气变化情况随时增添衣物。依照自然界规则，秋天阴气增、阳气减，对应人体的阳气也随着内收，为了贮存体内阳气。然而，随着天气转凉，很多人会有懒洋洋的疲劳感，早上不爱起，白天不爱动，这就是"春困秋乏"中所指的"秋乏"。所以，要保证充足的睡眠，适当午睡也利于化解秋乏。同时，还应加强锻炼，选择早晚锻炼为好。

3. 处暑到来之后，阳光中紫外线的辐射指数较大。在闽南地区，三伏天后的秋后热更可怕，所以秋天也不要忽略防晒。

第十五式　白露正身旋脊式

白　露

　　白露，为一年二十四个节气中的第十五个节气，也是秋季的第三个节气，每年太阳运行至黄经 165°时即为白露。白露节气，一般是从每年的 9 月 7 日前后开始，到 9 月 22 日前后结束。

　　古人认为：白露节气之后，"阴气渐重，露凝而白也"，"水土湿气凝而为露，秋属金，金色白，白者露之色，而气始寒也"。由于白露之后，天气逐渐转凉，白昼阳光尚热，然太阳一归山，气温便很快下降，至夜间空气中的水汽便遇冷凝结成细小的水滴，非常密集地附着在花草树木的绿色茎叶或花瓣上，呈白色，尤其是经早晨的太阳光照射，看上去更加晶莹剔透、洁白无瑕，故名"白露"。

　　白露导引术，重在脊柱的左右旋转与上下对拔，使整个脊柱在旋转中得到拔伸。从内景功夫的角度而言，练习日久，习练者自觉脊柱甚至整个身体有如一根空心的管道，真气从上而下如甘露灌顶，滋润全身，通体舒泰，此真气下降及内敛之景象也，此内景"甘露灌顶"之密意也，其理亦通于寒露导引术。

白露三候

　　白露的三候为：初候，鸿雁来；二候，玄鸟归；三候，群鸟养羞。

　　意思是说：白露节气之后五日，鸿雁开始向南飞以避寒潮；再五日，燕子等其他候鸟也开始南飞以避寒潮；又五日，百鸟开始贮存干果粮食以备过冬。

　　鸿雁：大者曰鸿，小者曰雁。

　　玄鸟：黑色的燕子，这里指燕子。

　　羞：粮食也。养羞就是存储粮食以备冬月。

《四时坐功却病图诀》原文

白露八月节，运主太阴四气，时配足阳明胃燥金。

每日丑、寅（一说为"卯、辰"）时，正坐，两手按膝，转头推引，各三五度。叩齿、吐纳、咽液。

治病：除风气留滞腰背，恶寒，疟疾，颈肿痛，痹不能言，狂歌登高。

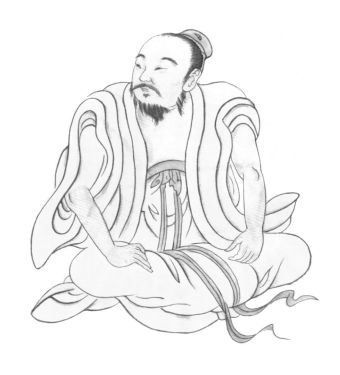

正身旋脊式

"正身"指的是身体端正，不偏不斜，使气机通达。身体的端正是很多功法的基本要求，在练功过程中经常提到的百会上顶、虚领顶劲、竖脊含胸都是对身正的要求，只有在身正的基础上做各种动作才更有意义。

"旋脊"指的是脊柱的旋转。这里的"旋"字意义微妙，旋与转在外景上可能是一样的，但是在内景上旋与转是有差别的，"旋"有圆，有一升一降之意。气机顺脊柱升于百会后，旋降于身前，这种升是为了更好地应合秋季气机的"肃降"。

脊柱旋转在少林达摩易筋经、健身气功·五禽戏、峨眉伸展功的很多动作中都有体现，如易筋经的九鬼拔马刀、五禽戏的猿戏、伸展功的旋腰式，外在的动作虽然不大，不过却有很好的调节脊柱的作用。

口 诀

白露开端，西向而盘。肘翻掌旋，膝上掌安。
头身左转，极处略耽。百会尾闾，天柱伸展。
节节拔伸，脊柱龙蟠。回复中正，稳坐如磐。
反向施为，阴阳相参。再归中正，一番圆满。
三番周流，妙契自然。掌臂外转，指尖向前。
两臂侧伸，平肩下按。沉肩坠肘，舒指松腕。
次第有序，下落还原。调理脊督，祛病除患。

导 引

请扫描二维码
观看演示视频

第十五式
白露正身旋脊式

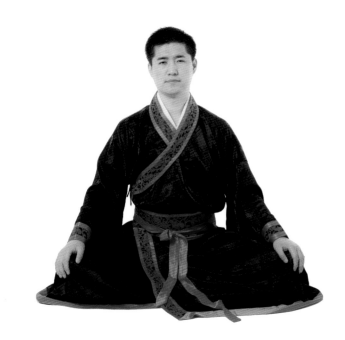

1. 采用盘坐式（散盘、单盘、双盘均可），两手自然覆按于两膝，正身端坐，呼吸均匀，思想安静，全身放松。

2. 两掌内转，扶按两膝，指尖向内，两肩松沉，肩胛骨打开，臂肘撑圆，身体中正，百会与尾闾对拔拉伸。

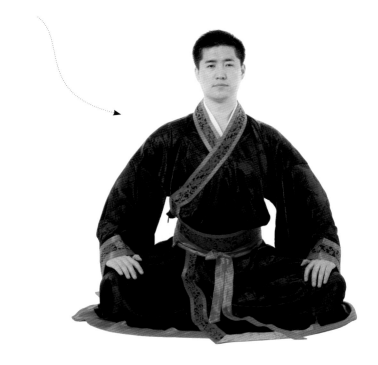

3. 接上式，头颈向左侧水平转
动，带动脊柱做旋转、拔伸的运
动，动作达到最大幅度时，略停。

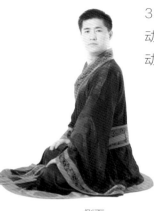

侧面

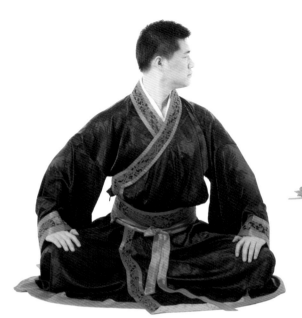

正面

4. 接上式，头颈向
右水平转动，回到
正前方，百会上顶，
目视前方。

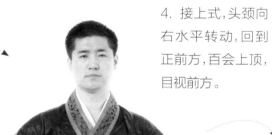

5. 接上式，头颈向
右水平转动，带动
脊柱做旋转、拔伸
的运动，动作达到
最大幅度时，略停。

6. 接上式，头颈向左水平转动，回到正前方，百会上顶，目视前方。如上左右各做一次为一遍，共做三遍。

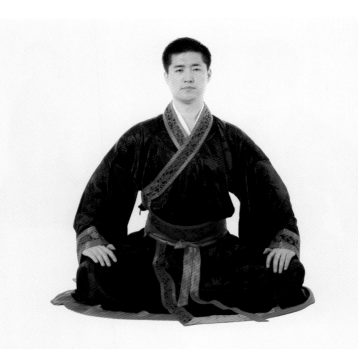

7. 接上式，两掌外转，成指尖向前，然后两臂向左右 45°侧伸，至与肩相平，掌心向下，目视前方。

8. 接上式，沉肩坠肘，松腕舒指，下落还原，两手覆按两膝，目视前下方，呼吸自然，全身放松。

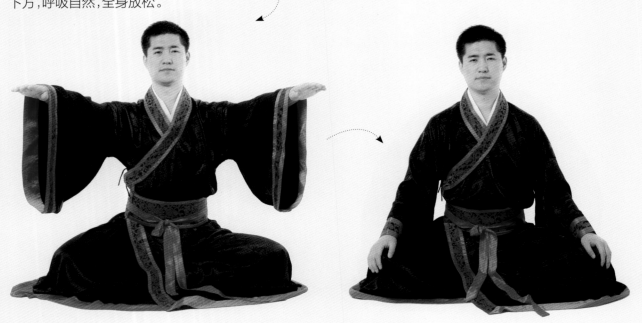

要 领

1. 两掌内转、扶按两膝时,百会上顶,全身上下左右对拔拉伸,身体上、下、左、右,四面用力、身形中正。

2. 头颈向左右转动时,意念要集中在鼻尖上,同时头颈、脊柱保持中正、向上的状态,并在中正的状态下,让脊柱随着头颈的旋转向上拔伸。

3. 头颈左转时与右手对拔拉伸,头颈右转时与左手对拔拉伸,在转动的过程中,头及尾闾两点要尽量不动,头和脊柱要尽可能在转动中上升。

4. 无论是向左右的转动,还是从左右转回中间,脊柱始终尽力向上拔伸,身体在整个过程中都不可放松。

功 用

1. 通过头颈的左右转动及拔升,使脊柱得到充分的伸展,矫正身形,有效地防治头、颈、肩、背、脊柱等疾患。

2. 促进任督二脉之气的运行。

方　向

1. 西方,为白露导引术练习的最佳方向。

2. 自己喜欢练习的任何方向,都可以作为本导引术的练习方向。

时　间

1.《万寿仙书》钞本:当日 01:00~05:00,一说为当日 05:00~09:00。

2. 一日二十四时:当日 17:00~18:00。

3. 白露节后 15 天,为本导引术练习的最佳日期。

4. 自己喜欢练习的任何日期和时辰,都可以作为本导引术的练习日期和时辰。

说　明

1. 白露导引术的动作看似简单,实则内涵丰富。动作过程中,身体要保持中正,并有向四面"伸展"的感觉;这样练习,动作才能"大";动作大身体内才能"圆"而"空";身体圆空,才能"受盛"吐纳、启动真气。故古诀云:"圆空法生"。

2. 白露导引术,与峨眉伸展功之旋腰式、峨眉法济庄之左旋右转和带脉、易筋经的青龙探爪势等有异曲同工之妙,可互参研习。

3. 古人认为:人的脊柱就好像一条龙。白露导引术中,以龙头的"顶劲"带动龙身脊柱及整个身体在旋转、拔伸中向上节节伸展,犹如巨龙腾空、盘旋天矫。练习片刻,即觉内气发动,自觉腰背、脊柱逐渐发热。这种练习方法,与丐帮专门提升督阳之气、抵御寒冷的火龙功,以及藏密中的灵热成就法、印度瑜伽的昆达里尼等有异曲同工之妙。

摄　养

1. 白露时节人们容易产生口干舌燥、干咳少痰、皮肤干燥、便秘等症状,所以应进补一些富含维生素与宣肺化痰、润燥滋阴、益气和血的饮食。特别是因体质过敏而引发鼻炎、哮喘和支气管疾病发生的人群,平时应少吃或不吃鱼虾海腥、生冷炙烩腌菜、辛辣酸咸甘肥的食物,如带鱼、螃蟹、虾类,韭菜花、黄花、胡椒等,宜以清淡、易消化且富含维生素的食物为主。

2. "白露秋分夜,一夜冷一夜",白露时节天气已经转凉。这

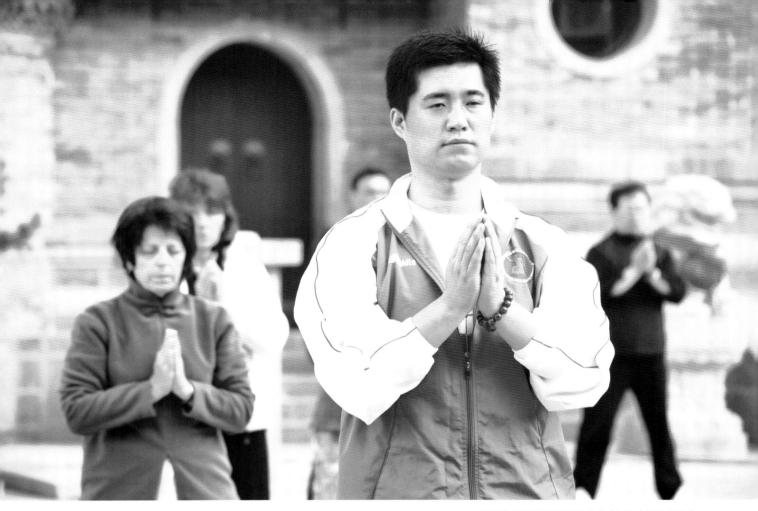

带领学员习练峨眉法济庄之"左旋右转和带脉"

时,人们就会明显地感觉到炎热的夏天已过,而凉爽的秋天已经到来了。所以到了白露,就不要赤膊露体,不要洗冷水澡,以免着凉。中医有"白露身不露,寒露脚不露"的说法,也就是说白露节气一过,穿衣服就不能再赤膊露体了。另外,白露之后天气冷暖多变,尤其是早晚温差较大,很容易诱发伤风感冒或导致旧病复发。如果这时候贪食寒凉,更容易影响脾胃的功能,损伤脾胃阳气,尤其是脾胃虚寒者更应禁忌。

3. 秋季对应人体的肺脏,对应于五志中的悲,秋天花草树木开始凋谢,人们易于悲伤。因此,白露过后,要保持愉快的心情,如多与朋友进行交流,以免心情抑郁。也可以通过秋游、登山等活动,调节呼吸,加速血脉运行,使心肺的气血调和。

第十六式　秋分掩耳侧倾式

秋　分

秋分，为一年二十四个节气中的第十六个节气，也是秋季的第四个节气，每年太阳运行至黄经 180° 时即为秋分。秋分节气，一般是从每年的 9 月 22 日前后开始，到 10 月 7 日前后结束。

秋分与春分一样，都是古人最早确立的节气之一。古人认为："秋分者，阴阳相半也，故昼夜均而寒暑平"。

秋分的意思有二：一是按我国古代以立春、立夏、立秋、立冬为四季开始划分四季，秋分日居于秋季 90 天之中，平分了秋季。二是此时一天 24 小时昼夜均分，各 12 小时。同"春分"日一样，"秋分"日阳光几乎直射赤道，此日之后，阳光直射位置南移，北半球昼短夜长，而南半球则昼长夜短。

秋分时节，天气晴朗而降，地气清爽而升，秋高气爽，昼夜平均。人体与之相应，肺为人体"华盖之脏"，五脏之中居位最高，又主气而秉均衡，故与秋气相应。人体胁肋为肝胆所主，肝胆又为半阴半阳，既可从阴，又可从阳，故为修炼之本。丹医认为：脊督之脉、耳心、腰身，皆密归于肾，而肾乃一身阴阳之根本，故为动作导引之要。此亦秋分导引术之要义也，需勤习之。

秋分三候

秋分的三候为：初候，雷始收声；二候，蛰虫坏户；三候，水始涸。

意思是说：秋分节气之后五日，由于阴气开始旺盛，所以不再打雷了；再五日，蛰虫开始建造越冬的巢穴；又五日，地面水的流动开始变缓慢了。

坏户：培益其穴中之户窍而将蛰也。

《四时坐功却病图诀》原文

秋分八月中,运主阳明五气,时配足阳明胃燥金。

每日丑、寅(一说为"卯、辰")时,盘足而坐,两手掩耳,左右反侧,各三五度。叩齿、吐咽。

治病:除风湿积滞胁肋、腰股、膝膑及腹胀气响,胃寒,喘满。

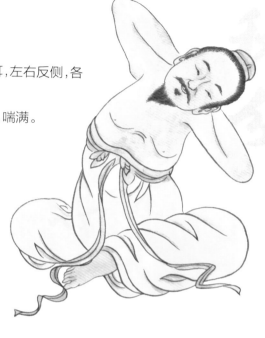

掩耳侧倾式

耳作为五官之一,应于五欲中的"听"。人们平时太过追逐外界的声色,而忽略了对人体内景的倾听。

"掩耳"是指用手捂住耳朵,要修炼者倾听于内,去体察我们体内气机的生化运行。

"侧倾"是脊柱的侧弯。身体适度的侧倾可以调节脊柱的功能,伸展胁肋部位,调达和舒畅肝气;同时,身体侧倾,也有侧耳倾听之意,更显恭敬,非常有利于我们身体和精神的协调。在《淮南子·主术训》中说:"人主之居也,如日月之明也,天下之所同,侧目而视,侧耳而听,延颈举踵而望也。"在少林易筋经中有打躬击鼓势,就是在掩耳的基础上完成的。

掩耳侧倾式,就是用我们的心去聆听身体内部发出的声音,"倾"字外景是导引的姿势,但是内景又与掩耳以"听"相对,要求修炼者去"倾听",达到内外合一,形神合一的修炼境界。

口 诀

坐向正西,两臂前起。掌心相对,与肩同齐。
屈肘掩耳,十指枕际。开肘夹背,扩胸竖脊。
头身左转,务至其极。左上伸胁,侧身极力。
直身还原,脊柱正立。反向施为,连贯如仪。
三周其复,条畅气机。蓦然松掌,訇然耳际。
古称拔耳,动作迅疾。臂掌前伸,平行侧立。
缓缓斜分,掌心向地。蛇行蛹动,还原初起。

导 引

◁ 请扫描二维码
观看演示视频

第十六式
秋分掩耳侧倾式

1. 采用盘坐式(散盘、单盘、双盘均可),两手自然覆按于两膝,正身端坐,呼吸均匀,思想安静,全身放松。

2. 两掌带动两臂由体前慢慢抬至与肩相平,掌心相对、指尖向前,两臂平行。

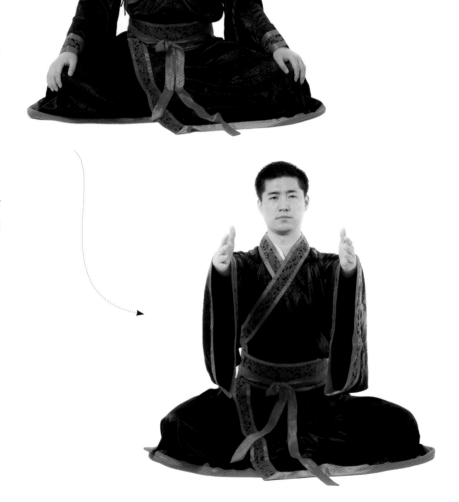

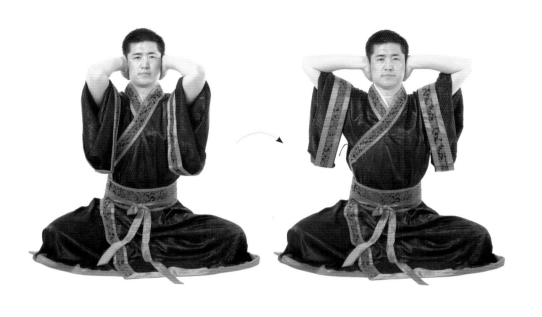

3. 接上式,两臂屈肘内收,两掌掩耳,十指抱头,置于枕部。

4. 接上式,两肘外展,肘尖指向左右两侧,扩胸展肩,脊柱竖直,两掌心紧捂两耳。

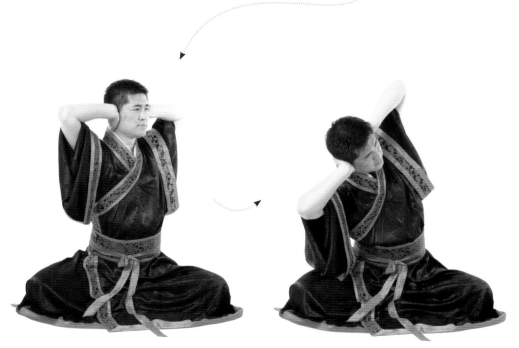

5. 接上式,身形保持正直,左肘带动身体向左侧水平转动,至最大幅度。

6. 接上式,保持百会上顶,脊柱拔伸,左肘向上,右肘向下,带动身体向右侧弯曲,伸展左侧胁肋及脊柱,动作达到最大幅度时,略停。

7. 接上式，左肘带动身体直起，脊柱竖直。

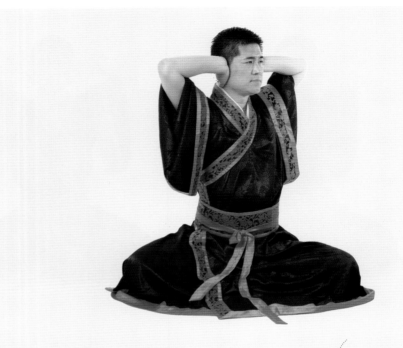

8. 接上式，右肘带动，身体向右水平转动，回到正前方，身形中正，目视前方，略停。

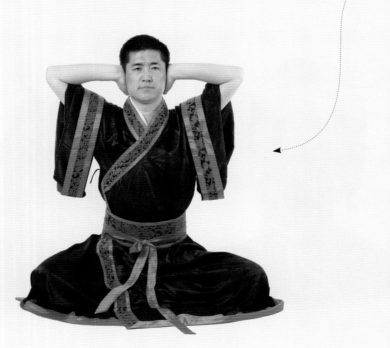

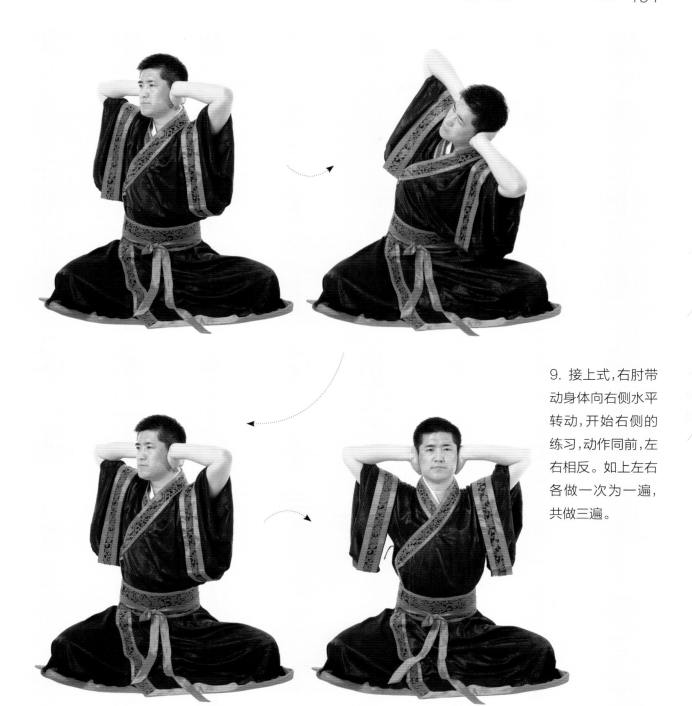

9. 接上式,右肘带动身体向右侧水平转动,开始右侧的练习,动作同前,左右相反。如上左右各做一次为一遍,共做三遍。

10. 接上式,两掌由掩耳的姿势突然向两侧拉开,使耳内"轰隆"作响,古人称之为"拔耳"。

11. 接上式,两臂前伸,与肩同高,掌心相对,指尖向前,两臂平行。

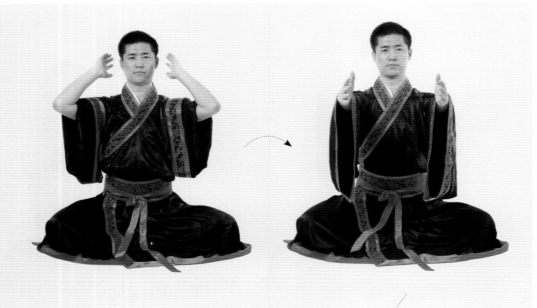

12. 接上式,两掌分开,两臂向左右45°侧伸,至与肩相平,掌心向下,目视前方。

13. 接上式,沉肩坠肘,松腕舒指,下落还原(或两臂直接蛇行蛹动下落),两手覆按两膝,目视前下方,呼吸自然,全身放松。

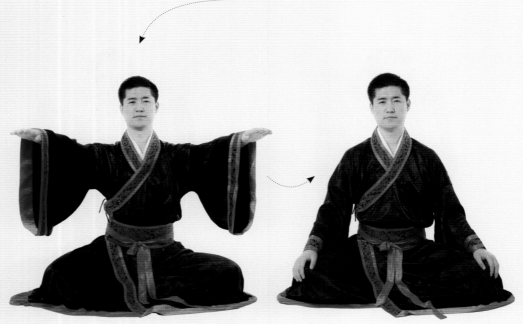

要　领

1. 两掌前起时,先伸展手臂,再直臂上抬至与肩相平,如此才能使两侧胁肋得到运动,启动真气,使之上升。

2. 两手掩耳,以掌心捂紧两耳耳心,勿使气泄。拔耳时,动作要短促有力、干脆利落,不可太过用力、拖泥带水。

3. 两手掩耳、身形中正时,百会上顶,全身上下左右对拔拉伸,身体上、下、左、右,四面用力。

4. 身体向左右水平转动时,不仅要保持身体向四面伸展的感觉,还要体会脊柱在旋转中不断拔升的感觉。

5. 身体左右侧弯时,要把注意力集中在上面手臂的肘尖及其向上伸展的感觉上,这样才能使胁肋、脊柱及整个身体得到充分的伸展,并可体会到"在伸展中放松"的要义;身体恢复直起时,要领相同。

功　用

1. 有效伸展两侧胁肋及脊柱,预防颈椎、肩周、腰背等疼痛疾病。

2. 调畅肝胆,益气养肺,集神凝心。

方　向

1. 西方,为处暑导引术练习的最佳方向。

2. 自己喜欢练习的任何方向,都可以作为本导引术的练习方向。

时　间

1.《万寿仙书》钞本:当日 1:00~5:00,一说为当日 5:00~9:00。

2. 一日二十四时:当日 18:00~19:00。

3. 秋分节后 15 天,为本导引术练习的最佳日期。

4. 自己喜欢练习的任何日期和时辰,都可以作为本导引术的练习日期和时辰。

说　明

1. 秋分导引术的动作,无论是左转体侧弯还是右转体侧弯,虽然动作本身看起来是斜的,但都是斜中有正,正中有斜,都是属于阴阳平衡的动作。

2. 整个导引动作过程中,都是在扩胸的状态、四面伸展的状态、脊柱拔伸的状态下进行的,这几个要点缺一不可,否则很难体会到这个导引术的微妙之处。

3. 秋分导引术,可与健身气功十二段锦之掌抱昆仑、少林达摩易筋经之打躬势互参研习。

摄　养

1. 秋分节气已经真正进入到秋季,作为昼夜时间相等的节气,人们在养生中也应本着阴阳平衡的规律,使机体保持"阴平阳秘"的原则,按照《素问·至真要大论》所说:"谨察阴阳之所在,以平为期",阴阳所在不可出现偏颇。在饮食调养方面,宜多喝水,多食酸味甘润的果蔬食物,如芝麻、核桃、糯米、蜂蜜、乳品、梨等,可以起到滋阴润肺、养阴生津的作用。尽量少食葱、姜等辛味之品。

2. 起居作息宜顺应自然界阳气由疏泄趋向收敛、闭藏的原则,"早卧早起,与鸡俱兴"。以利阴精收藏。

3. 精神调养方面,最主要的是培养乐观情绪,保持神志安宁,避肃杀之气,收敛神气,适应秋天平容之气。体质调养可选择我国古代民间九九重阳(阴历重阳节)登高观景之习俗,登高远眺,可使人心旷神怡,所有的忧郁、惆怅等不良情绪顿然消散,这是养生中的养收之法,也是调节精神的一方良剂。通过运动来调节情志也是一个有效的方法。除了本导引术之外,还可以练习五禽戏、太极拳、八段锦等,动静结合,强身健体。

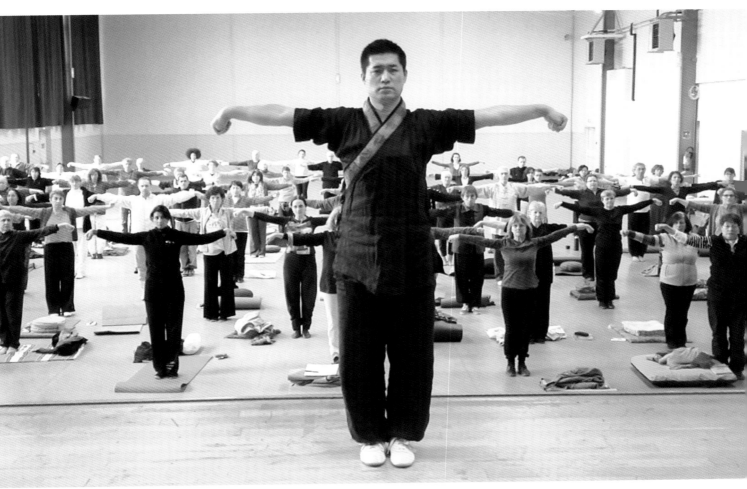

张明亮带领法国学生习练峨眉伸展功（法国图卢兹）

第十七式　寒露托掌观天式

寒　露

　　寒露，为一年二十四个节气中的第十七个节气，也是秋季的第五个节气，每年太阳运行至黄经 195°时即为寒露。寒露节气，一般是从每年的 10 月 7 日前后开始，到 10 月 22 日前后结束。

　　古人说，寒露是"露气寒冷，将凝结也"。意思是说寒露时期的气温比白露时更低，地面的露水更冷，都快要凝结成霜了。如果说"白露"节气标志着炎热向凉爽的过渡，暑气尚不曾完全消尽，早晨可见露珠晶莹闪光，那么"寒露"节气则是天气转凉的象征，标志着天气由凉爽向寒冷过渡，露珠寒光四射，正如俗语所说的那样："寒露寒露，遍地冷露"。

　　随着气候逐渐转冷，世间万物，包括我们人类自身的"阳气"也开始逐渐收敛，以适应自然界的变化和维持体内外环境的平衡。除了预防寒邪的侵袭，同时还应促进自身阳气的收敛与保养，是这个时节导引与养生的重点。

寒露三候

　　寒露的三候为：初候，鸿雁来宾；二候，雀入大水为蛤；三候，菊有黄华。

　　意思是说：寒露节气之后五日，鸿雁开始成群结队地大举南迁；再五日，深秋天寒，雀鸟都不见了，飞者化潜，阳变阴也；又五日，菊花遍野开放。

　　宾：客也。先至者为主，后至者为宾，盖将尽之谓。

　　菊有黄华：诸花皆不言，而此独言之，以其华于阴而独盛于秋也。

《四时坐功却病图诀》原文

寒露九月节,运主阳明五气,时配足太阳膀胱寒水。

每日丑、寅时,正坐,举两臂,踊身上托,左右各五七度。叩齿、吐纳、咽液。

治病:除风寒湿邪挟胁、头、项、腰、脊痛及痔,疟,癫狂,目黄,鼻衄,霍乱。

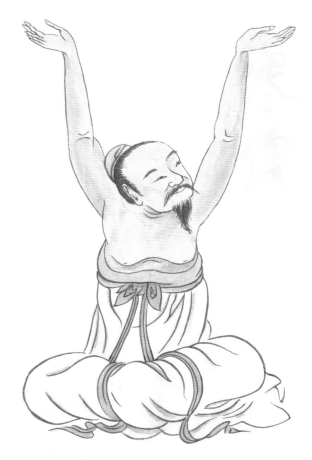

托掌观天式

《素问·六元正纪大论》:"五之气,惨令已行,寒露下,霜乃早降"。在这个节气里,自然界的"肃杀"之势更深。"托掌观天"指的是两掌向上托举,同时抬头、目视苍穹,可以导引体内真气上达于人身之"天",进而化为"甘露"润泽身心,进而与天地之气同感。

从导引角度而言,寒露导引术对脊柱、胸、腹都有很好的伸展作用;从气脉角度而言,寒露导引术对于任脉、督脉有着很好的滋养作用;从内景功夫而言,寒露导引术练习日久、功夫深厚,两掌上举时如人与天合一,下降时似天降甘露、沐浴身心,使心生喜悦、法喜充满,起到疏通中脉、调气炼神的作用。寒露导引术的内景密意还可以参考白露导引术。

口 诀

寒露肃降,当知其止。西北为始,盘坐澄思。
胸前合掌,目视中指。渐开指尖,顺序谨持。
中食无名,大小依次。如莲绽放,掌根接之。
两掌上托,仰首上视。问天之势,稍作停止。
顶上合掌,火焰之势。下颌内收,百会上支。
屈肘收臂,胸前合十。头颈还原,面平视直。
如前施为,三复诸式。掌臂还原,松静自知。

导 引

请扫描二维码
观看演示视频

第十七式
寒露托掌观天式

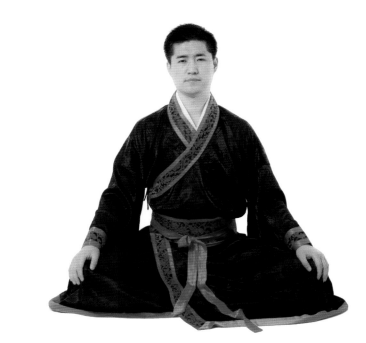

1. 采用盘坐式（散盘、单盘、双盘均可），两手自然覆按于两膝，正身端坐，呼吸均匀，思想安静，全身放松。

2. 两掌在胸前合掌，目视两手中指指尖，略停。

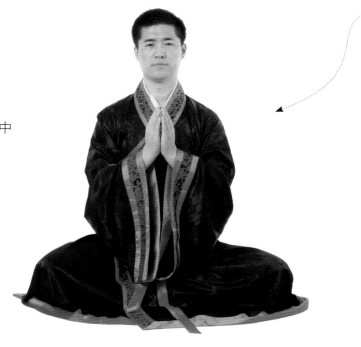

3. 接上式,将两手中指、食指及无名指、大指及小指依次向两侧打开,掌心虚空,掌根相接,掌指放松,犹如莲花绽放一般。

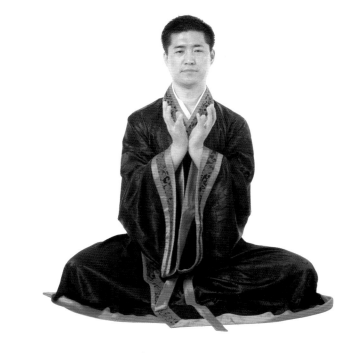

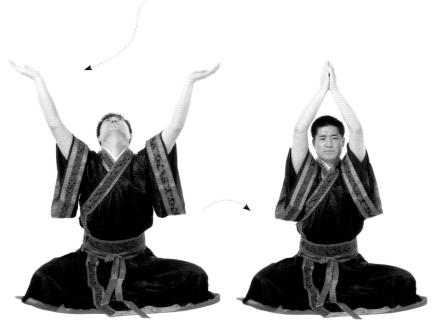

4. 接上式,掌根分开,两掌分别向左右上方托举,两臂慢慢伸展,随之头颈后仰,目视上方,略停。

5. 接上式,两掌在头顶上方合掌,同时下颌内收、百会上顶、头颈还原,目视前方。

6. 接上式,屈肘收臂,两掌慢慢回落至胸前。

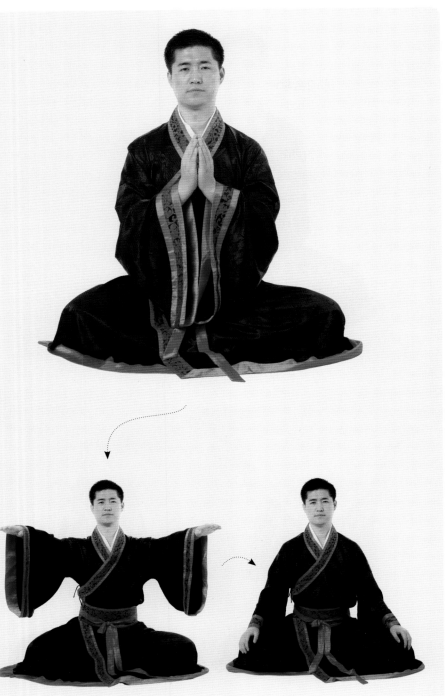

7. 接上式,两掌再分指、托举,合掌、收回,重复练习三次。

8. 接上式,两掌分开,两臂向左右45°侧伸,至与肩相平,掌心向下,目视前方。

9. 接上式,沉肩坠肘,松腕舒指,下落还原,两手覆按两膝,目视前下方,呼吸自然,全身放松。

要　领

1. 两掌在胸前合掌时,掌根约与膻中穴[1]相平,并与膻中穴保持约一拳的距离,指尖指向身体前上方,约与身体成30°,掌心虚空,不可用力。

2. 手指打开时,两掌掌根不动,依次将十指慢慢打开:首先将两手中指打开稍停,然后将两手食指和无名指打开稍停,最后将两手拇指和小指打开稍停,犹如一朵绽放的莲花。

3. 两掌向上托举时,如同托举千斤重物,但用意不用力,不可用蛮力。

4. 两掌合掌下落至胸前时,掌向下拉,同时百会上顶,意念带动脊柱向上拔伸,如此一上一下、对拔拉伸。

功　用

1. 拔伸脊柱及胸腹,调畅身心。
2. 升降真气,濡养督脉、任脉、冲脉及中脉。

----

[1] 膻中穴位于前正中线上,两乳头连线的中点。

方　向

1. 西北方,为寒露导引术练习的最佳方向。

2. 自己喜欢练习的任何方向,都可以作为本导引术的练习方向。

时　间

1.《万寿仙书》钞本:当日01:00~05:00。

2. 一日二十四时:当日19:00~20:00。

3. 寒露节后15天,为本导引术练习的最佳日期。

4. 自己喜欢练习的任何日期和时辰,都可以作为本导引术的练习日期和时辰。

说　明

寒露导引术,与白露导引术以及峨眉法济庄坐功中的"心生喜悦"、"人天合一"、"法雨甘露"三式很类似,习练者可互参研习。

摄　养

1. 寒露时节,在饮食方面应根据个人的具体情况,适当多食甘淡、滋润的食品,既可补脾胃,又能养肺润肠,还可防治咽干口燥等症。自古称秋为金秋,肺在五行中属金,故肺气与金秋之气相应,"金秋之时,燥气当令",此时燥邪之气易侵犯人体而耗伤肺之阴精,如果调养不当,人体会出现咽干、鼻燥、皮肤干燥等一系列的秋燥症状。所以暮秋时节的饮食调养应以滋阴润燥(肺)为宜。

2. 寒露以后,随着气温的不断下降,最易诱发呼吸系统、消化系统的疾病。此时气候刚好是暑热与秋凉干燥的交替,最易由季节性感冒引发心脑血管疾病、中风、复发性慢性支气管炎、哮喘等疾病。所以合理安排日常起居生活,对身体的健康起着重要作用。《素问·四气调神大论》明确指出:"秋三月,早卧早起,与鸡俱兴",早卧以顺应阴精的收藏,早起以顺应阳气的舒达。

3. 寒露时节,由于气候渐冷,日照减少,风起叶落,易发生伤感、忧郁等不稳定情绪。因此,在精神调养方面,宜保持良好的心态,因势利导,宣泄积郁之情,培养乐观豁达、向上的心情。

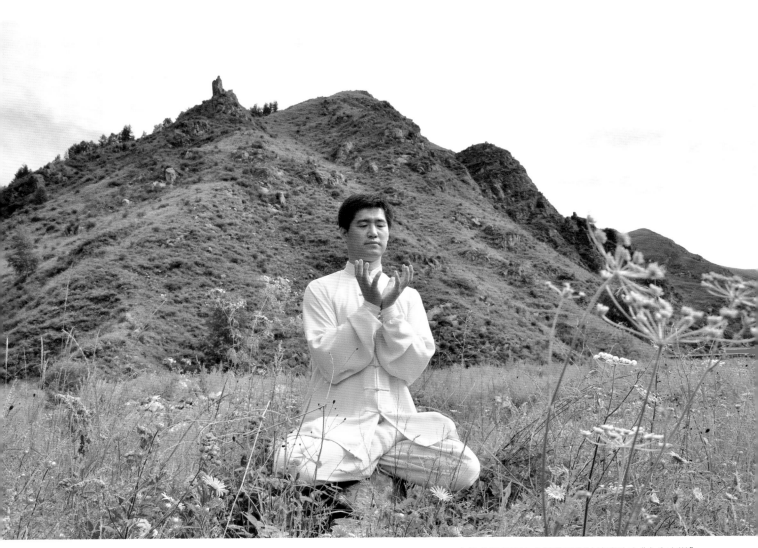

在佛教圣地五台山演练峨眉法济坐功之"心生喜悦"

第十八式　霜降两手攀足式

霜　降

　　霜降,为一年二十四个节气中的第十八个节气,也是秋季的最后一个节气,每年太阳运行至黄经210°时即为霜降。霜降节气,一般是从每年的10月22日前后开始,到11月7日前后结束。

　　古人认为,霜降时节"气肃而霜降,阴始凝也","气肃而凝,露结为霜矣"。此时天气已渐寒冷,早晚温差较大,如果地面水气突然遇到冷空气的侵袭,则有可能凝结成霜。

　　霜降时节,天渐寒,霜始降,秋风急,木叶黄。大自然之阳气逐渐收敛并藏匿起来,对于人身而言,金水相生,导引、养生、保健的重点也从肺逐渐加入了肾的练习,以与天地之气相应。

　　霜降导引术,作为秋季的最后一个导引术,不仅有对相应的肺脏、呼吸、气机等的调整与练习,同时也有与"长夏"相对应的脾胃、消化系统的练习。另外,又作为紧接着要进入冬季的一个节气导引术,所以也开始融入了与之相对应的肾、腰腿等的练习。动作虽然并不复杂,但却融入了中医的养生学说与藏象学说等丰富的内涵。

霜降三候

　　霜降的三候为:一候豺乃祭兽;二候草木黄落;三候蛰虫咸俯。

　　意思是说:霜降节气之后五日,豺狼等大型食肉动物开始捕猎,并将多余的食物寄存一段时间后再食用;再五日,大地上的植物开始枯黄与掉落,天气开始冷了;又五日,蛰虫都在洞中不动不食,安静地进入冬眠状态。

　　孟秋鹰祭鸟,飞者形小而杀气方萌,季秋豺祭兽,走者形大而杀气乃盛也。

　　咸:全部,都。

　　俯:蛰伏也。

《四时坐功却病图诀》原文

霜降九月中,运主阳明五气,时配足太阳膀胱寒水。

每日丑、寅时,平坐,舒两手,攀两足,随用足间力,纵而复收,五七度。叩齿、吐纳、咽液。

治病:除风湿入腰脚不能曲伸,及便脓血,小便难,筋寒,脚气,脱肛,痔漏。

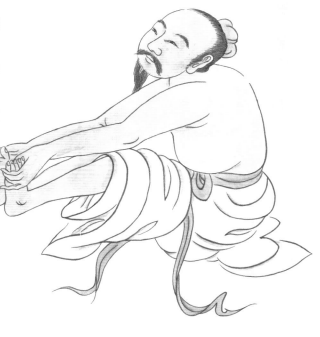

两手攀足式

两手攀足,手(阳)足(阴)相接而阴阳相交、心肾互补;俯身拔脊、伸展腰腿,则可柔筋、健骨、壮腰、补肾、益肝。人之衰老,首见于腰腿、肝肾,故此式久久行之,可以延缓衰老。故许多传统内功导引术及内家功夫中皆有此式,其中尤以健身气功·八段锦的两手攀足固肾腰、少林易筋经的掉尾势、健身气功·十二段锦的俯身攀足式等最为出名,习练者可以互参共研。

口 诀

西北起术,平坐脊竖。伸腿贴地,掌将膝护。
侧伸两臂,劳宫后吐。俯身向前,双手攀足。
捏持足趾,一二其数。向内拉伸,足尖勾鼓。
抬头伸腰,上视双目。头颈还原,尽力前俯。
两手回复,攀握两足。足尖向前,力到极处。
循序渐进,分寸适度。反复修习,还原如故。
滋养肝肾,调理任督。强健腰腿,入冬基础。

导 引

请扫描二维码
观看演示视频

第十八式
霜降两手攀足式

1. 正身平坐,两腿伸直,两手自然覆按于两膝,竖脊含胸,呼吸均匀,思想安静,全身放松。

2. 两臂向左右两侧伸展,同时两臂内旋,小指在上,掌心向后。

3. 接上式,俯身向前,两手向前"攀足",两手分别握持两足。

4. 接上式,两手捏持两足第一、二脚趾并尽力向内拉,足尖尽力内勾,使两腿后侧得到最大的伸展;同时抬头、伸腰,目视前上方,动作达到最大幅度时略停。

5. 接上式,头颈还原,身体尽力前俯,向两腿靠拢,同时两手恢复成握持两足的姿势,足尖尽力前伸,脚背绷直,动作达到最大幅度时略停。

6. 重复以上 4~5 的动作,三次后,还原成正身平坐的姿势,呼吸调匀,思想安静,全身放松。

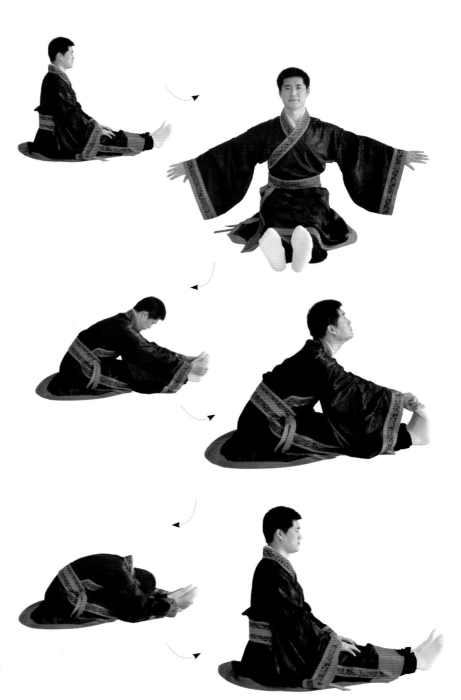

要 领

1. 抬头伸腰时,两脚尖尽力内勾,体会脊柱、腰部、两腿后侧伸展的感觉。

2. 俯身伸足时,两脚尖尽力前伸,身体既要尽力向两腿靠拢,又要尽力向前伸展,体会整个脊柱、两足背、两腿前侧伸展的感觉。

3. 动作幅度要大,但要循序渐进,以免韧带及软组织受到损伤。

功 用

1. 有效锻炼腰、背、腿部肌肉韧带,防止腰、背、腿的疾患。

2. 调畅督脉、任脉之气,滋养肝肾,强健腰腿,为进入冬季后肾脏的练习做好准备和基础。

方 向

1. 西北方,为霜降导引术练习的最佳方向。

2. 自己喜欢练习的任何方向,都可以作为本导引术的练习方向。

时 间

1.《万寿仙书》钞本:当日01:00~05:00。

2. 一日二十四时:当日20:00~21:00。

3. 霜降节后15天,为本导引术练习的最佳日期。

4. 自己喜欢练习的任何日期和时辰,都可以作为本导引术的练习日期和时辰。

说 明

1. 霜降导引术,重点在身体的前俯和直立的练习以及足尖前伸和足尖内扣上。通过对这些部位的反方向练习,可令脊柱、腰部以及腿部的肌肉得到大幅度的伸展。

2. 霜降导引术,可与少林达摩易筋经之掉尾势、健身气功十二段锦之俯身攀足等互参研习。

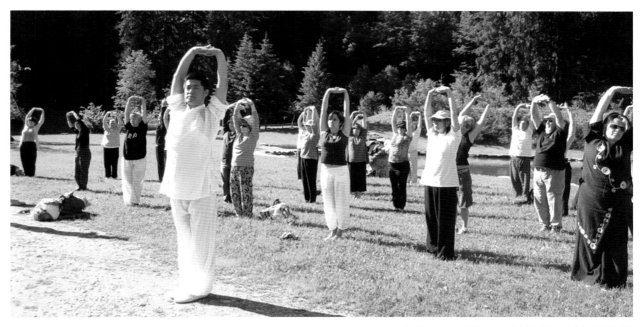

张明亮带领法国学生习练峨眉伸展功（法国图卢兹）

摄 养

1. "霜降"有天气渐冷、开始降霜的意思，是秋季的最后一个节气，也是秋季与冬季之间的过渡时期。在这一节气里，人们容易患呼吸道疾病、心脑血管疾病和腹泻等消化道疾病，同时它也是慢性胃炎及胃和十二指肠溃疡病复发的高峰期。一定要注意添衣保暖，预防感冒。

2. "霜降"后一般被认为是进补的好时候，谚语有"补冬不如补霜降"的说法，饮食调养应以润燥、健脾养胃为主，宜多吃梨、苹果、白果、洋葱、雪里蕻，少吃冷硬食物，忌强刺激、暴饮暴食，还要注意胃的保暖。"春天吃花，秋天吃果"，白薯、山芋、山药、藕、荸荠，都是这个时节适宜吃的食物。

3. 在我国的一些地方，霜降时节要吃红柿子，这样可以御寒保暖，补筋骨。泉州老人对于霜降吃柿子的说法是：霜降吃丁柿，不会流鼻涕。有些地方对于这个习俗的解释是，霜降这天要吃柿子，不然整个冬天嘴唇都会裂开。每到霜降时节，闽台地区有吃鸭子的习惯。霜降时，台湾南部的二期水稻已经成熟，准备收割。同时，霜降也是台南麻豆镇文旦柚的收获期，柚子具有降低血压和退热的疗效，也是这个季节的时令食品。

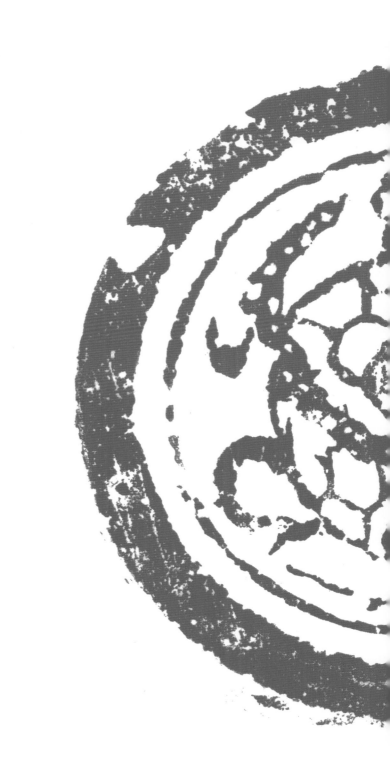

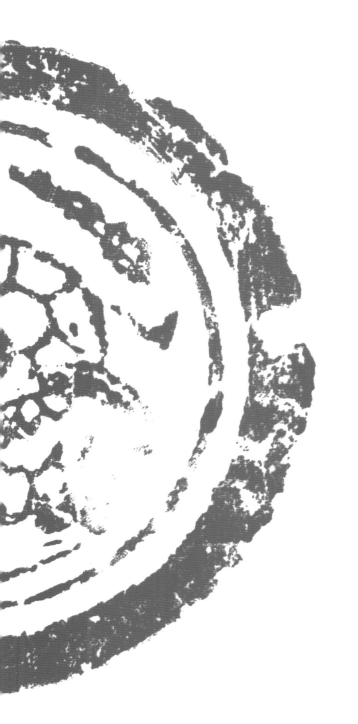

冬季导引篇

第十九式　立冬挽肘侧推式

立　冬

立冬,为一年二十四个节气中的第十九个节气,也是冬季的第一个节气,每年太阳运行至黄经225°时即为立冬。立冬节气,一般是从每年的11月7日前后开始,到11月22日前后结束。

古人说:"立,建始也",表示建立、开始的意思;又说:"冬,终也,万物收藏也",是结束,收敛与归藏之意。由此可见,立冬既有冬季开始的意思,同时也有一年将要结束、万物收藏的意思。

立冬时节,大自然及人体的阳气都开始逐渐地蛰伏与藏匿起来。从外而看,似一片萧条与死寂,但其内里则生生不已、如如不动,蕴藏着无限的生机。此亦阴中有阳、静中有动之意也。

立冬导引术以及接下来的小雪导引术等均以练习手足为主,而更侧重于手的练习,这是因为丹医认为,人的手属心、属阳,人的足属肾、属阴,侧重于手的练习是为了以心阳之气温煦肾阴,以防止肾水过寒。

同时,立冬导引术中也包含了与春气相应的肝胆、与秋气相应的肺的练习,正是体现了中医养生整体观,以及阴阳、五行、五脏等分而不分的道理,宜细研之。

立冬三候

立冬的三候为:初候,水始冻;二候,地始冻;三候,雉入大水为蜃。

意思是说:立冬节气之后五日,水温已经变得很低了;再五日,土地也开始冻结;又五日,野鸡一类的大鸟便不多见了,而海边却可以看到外壳与野鸡的线条及颜色相似的大蛤。

雉:指野鸡一类的大鸟。

蜃:为大蛤,蚌属。

《四时坐功却病图诀》原文

立冬十月节,运主阳明五气,时配足厥阴肝风木。

每日丑、寅时,正坐,一手按膝,一手挽肘,左右换,两手左右托,三五度。吐纳、叩齿、咽液。

治病:除胸胁积滞,虚劳邪毒,胸满,呕逆,飧泄,耳聋,目肿,腹胁四肢满闷。

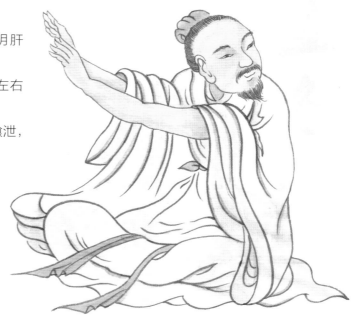

挽肘侧推式

"挽肘"指的是用手掌轻轻抚按于另一手臂肘内侧,并以手掌之热力"熨烫"该部。

"侧推"是向身体侧前方推掌,推掌先从小指一侧开始逐渐转为掌心向前,先轻如推窗,后则重如排山,动作看似简单,实则内含错骨分筋、分经炼脉之法,须细细体味。

口 诀

立冬盘坐,西北起练。右掌划弧,缓经体前。
贴于左肘,势如落雁。左臂运动,且上且前。
与肩水平,掌背向天。旋臂转掌,身亦随焉。
左右屈肘,立掌肩前。行云流水,躯干右旋。
右前排山,头颈左转。伸指舒腕,气沉丹田。
两臂侧开,头身正前。沉肩坠肘,臂掌还原。
反向操作,方法同前。水火既济,太极寓焉。

导 引

请扫描二维码
观看演示视频

第十九式
立冬挽肘侧推式

1. 采用盘坐式（散盘、单盘、双盘均可），两手自然覆按于两膝，正身端坐，呼吸均匀，思想安静，全身放松。

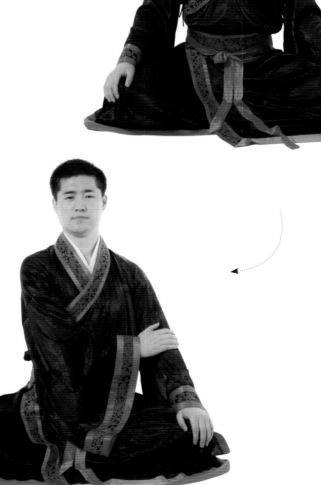

2. 右掌经体前划弧至左侧，掌心轻轻覆按在左肘内侧。

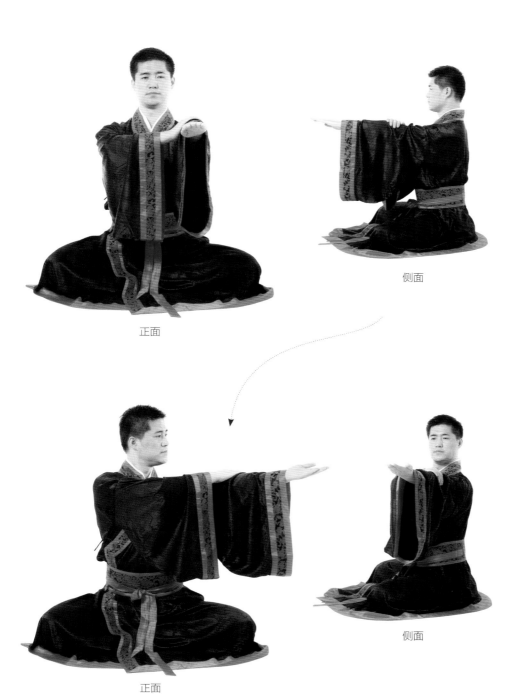

正面

侧面

3. 接上式,右掌不动,左掌中指带动左臂向前、向上伸展,至与肩平,指尖向前,掌心向下。

正面

侧面

4. 接上式,左臂向左侧水平外展,同时臂外旋,转掌心向上,身体亦随之左转。

5. 接上式，左臂屈肘内收，右掌随之松开，两臂屈肘下垂，两掌立于肩前，掌心相对，指尖向上。

6. 接上式，身体向右水平转动，至极限时，略停，身体其他部位不动。

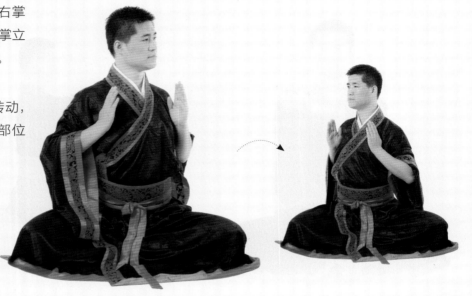

7. 接上式，两掌以小指一侧引领，向右前方缓缓推出，两臂平行、与肩同高，逐渐转掌心向前、指尖向上；同时头面缓缓水平向左转动，目视左前方，至极限时，略停。

8. 接上式，两掌指尖前伸，放平，掌心向下，身体其他部位不动。

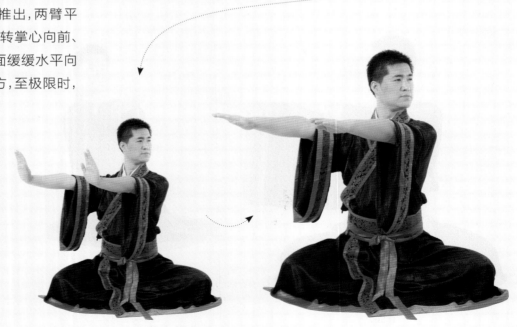

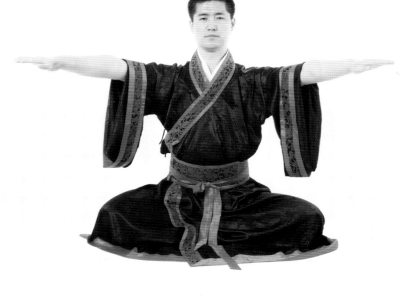

9. 接上式,左掌带动左臂向左前方水平外展,同时头颈转回正前方,两臂向身体左右 45° 侧伸,与肩相平,掌心向下,目视前方。

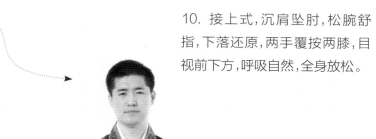

10. 接上式,沉肩坠肘,松腕舒指,下落还原,两手覆按两膝,目视前下方,呼吸自然,全身放松。

立

冬

11. 开始进行对侧练习，动作同上，左右方向相反。

如上左右各做一次为一遍，共做三遍。

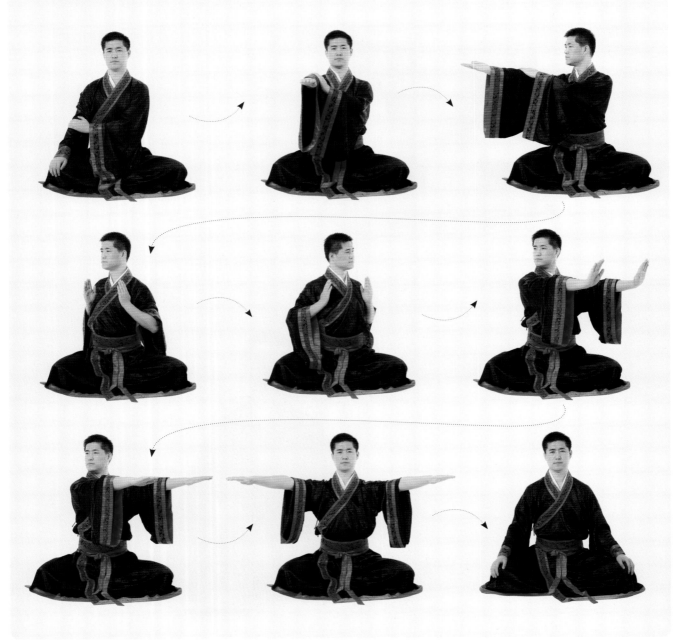

要 领

1. 右掌覆按在左肘内侧时，采用"粘字诀"的方法，使右掌与左臂形成一个整体，左臂抬臂、旋臂、展臂，右掌亦不丢、不领，与其紧紧相粘，反之亦然；两臂之间的整劲、矛盾劲、太极劲、阴阳劲以及消力、耸力等均在其中，这在下一节"小雪导引术"中会有更深的体现。

2. 两掌前推之前，两肩先微微后展，再向前推，借以撼动根结、催动内力。

3. 两掌前推时，以小指一侧引领，逐渐转掌心向前，指尖向上，犹如排山之势。

4. 两掌前推，转掌向前的动作，应与头颈的转动协调一致，一左一右，形成争力。

5. 身体在整个练习中保持中正直立，不能倾倚，体会"斜中寓正"的要点；若能与春分导引术对比练习，则更容易体会此要点及两个导引术之间的异同。

功 用

1. 补益心气，温补肾水，达到心肾相交、水火既济的功效。有利于改善失眠、记忆力减退等症。

2. 身体左右转动的练习，可以起到调整带脉，调和肝胆的功效，有利于改善心情抑郁、精神萎靡不振等症状，并有助于治疗妇科疾患。

3. 对于提高颈、肩、腰、脊等部位的功能及防治相关疾病有明显的效果。

方　向

1. 西北方,为立冬导引术练习的最佳方向。

2. 自己喜欢练习的任何方向,都可以作为本导引术的练习方向。

时　间

1.《万寿仙书》钞本:当日1:00~5:00。

2. 一日二十四时:当日21:00~22:00。

3. 立冬节后15天,为本导引术练习的最佳日期。

4. 自己喜欢练习的任何日期和时辰,都可以作为本导引术的练习日期和时辰。

说　明

1. 粘字诀的练法与太极拳中沾连粘随是同一个意思,沾连粘随这四个字最早出现在《打手歌》中。《打手歌》是1881年出现在李亦畬手抄的"老三本"中的一篇,着重讲的是推手的技术方法和技术原则,要领就是"沾连粘随,不丢不顶"。

2. 此导引术与武当太极十三式的排山掌、少林达摩易筋经的出爪亮翅式和健身气功·六字诀的呬字诀动作可以互参研习。

摄　养

1. 立冬时节,我国南北地区的温差拉大。最北部的漠河和最南部的海口,两者的温差可高达50℃。所以在饮食调养等方面会有一些地区性差异,不过我们这里介绍一些相对普遍的规律。饮食方面应少食生冷性寒的食物,多吃滋阴潜阳、热量较高、具有御寒功效的食物进行温补和调养,以滋养五脏、扶正固本、培育元气,促使体内阳气升发,从而温养全身组织,促进新陈代谢,使身体更强壮,有利于抵抗外邪,起到很好的御寒作用,减少疾病的发生。

2. 起居方面宜早睡晚起,日出而作。保证充足的睡眠,有利于阳气潜藏,阴精蓄积。衣着的厚薄、居室温度的高低宜适中。衣着过多过厚或室温过高都有碍阳气在体内潜藏,容易导致机体遭受风邪寒毒侵袭而引发各种疾患。

3. 唐代诗人李白在《立冬》中描述"冻笔新诗懒写,寒炉美酒时温。醉看墨花月白,恍疑雪满前村。"《素问·四季调神大论》说"无扰乎阳,早卧晚起,必待日光",又说"冬时天地气闭,血气伏藏,人不可作劳汗出,发泄阳气",强调的就是寒冷冬季,在自然的状态下,人体阳气内收,所以不要人为地扰动阳气而破坏天人合一、阴阳转换的生理功能。

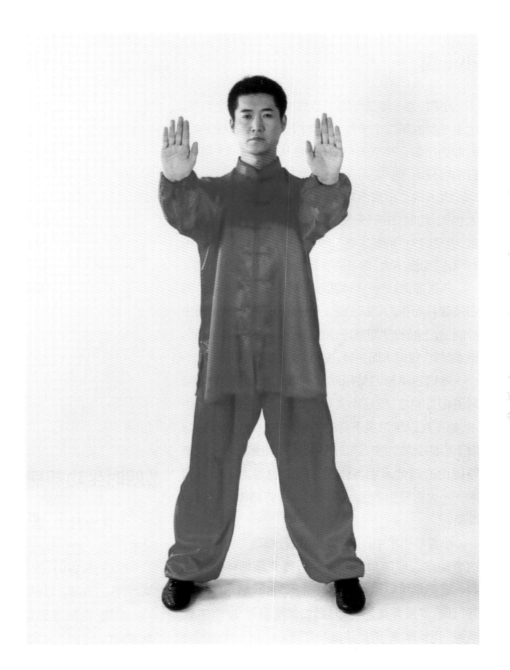

易筋经出爪亮翅式

立

冬

第二十式　小雪蛇行蛹动式

小　雪

　　小雪，为一年二十四个节气中的第二十个节气，也是冬季的第二个节气，每年太阳运行至黄经240°时即为小雪。小雪节气，一般是从每年的11月22日前后开始，到12月7日前后结束。

　　古人说："小雪气寒而将雪矣，地寒未甚而雪未大也"。此时，由于天气寒冷，降水形式由雨而变为雪，但又因为"地寒未甚"，故与下一个节气"大雪"相对而言，雪量不大，雪下的次数也少，所以称为小雪。

　　丹医理论认为：人体四肢为脾所主，脾土旺盛，则四肢健壮而有力。细分之，上肢属于心，心属火而主神明，故上肢灵动而善巧，所以人们常说"心灵手巧"。下肢属肾，肾属水而主骨、主力，故下肢沉稳而有力。

　　依据四季与四脏相对应的理论来看，冬季应与肾脏相互对应，但是小雪导引术与之前的立冬导引术，都不是以练习属于肾的下肢为主，反而是以练习属于心的上肢为主，这正是中医心肾相交、水火既济等理论的具体运用与体现。同时也是为下一导引术——大雪导引术手足并练的导引方法做好基础与准备。

　　小雪导引术中，以手臂的"蛇行蛹动"练习为主，这个动作看似简单，实则不易，需要细细体会与练习。它不仅可以疏通手臂部的三阴、三阳六条经脉的气血，改善微循环，同时它也是所有导引术、太极拳等"节节贯通"的具体练习方法。

小雪三候

　　小雪的三候为：一候虹藏不见；二候天气上升地气下降；三候闭塞而成冬。

　　意思是说：小雪节气之后五日，就不能看到彩虹；再五日，天空中的阳气上升，地中的阴气下降，导致天地不通，阴阳不交，所以万物失去生机；又五日，天地闭塞而转入严寒的冬天。

《四时坐功却病图诀》原文

　　小雪十月中，运主太阳终气，时配足厥阴肝风木。

　　每日丑、寅时，正坐，一手按膝，一手挽肘，左右争力，各三五度。吐纳、叩齿、咽液。

　　治病：除风湿热毒，闭瘫，诸疝，阴缩，筋挛，五淋，洞泄。

蛇行蛹动式

　　蛇和蚕的运动有共同的特点，就是节节贯穿、连绵不断，这与导引术的练习要求具有异曲同工之妙，所以很多导引术以及内家功夫多效仿之。

　　蛇行蛹动是肩、肘、腕、指协调画圆的运动，这种导引使气机在关节窍位的开合运动中得到激发，经常修习能够使体内之气循经络徐徐而生、循循而行。具体来讲，"蛇行"是指肩、肘、腕等较大关节的运动，能够导引上肢三阴三阳经气血的运行。"蛹动"是指小关节的运动，主要是通过掌心的开合来完成的，能够使末梢的循环状态有较大的改善。导引口诀中"蛇行蛹动通六脉，虚步合掌中州守"就是用的这种方式。由于五指归五脏，所以蛇行蛹动又能起到开合脏腑气机的内景作用。该式动作的蛇行蛹动、剑诀和抚按在时间的手要协调一致，形成一个整体，整个动作，犹如蛇的行走和蛹的运动一样无有挂碍。

　　小雪导引术还运用了"剑诀劲"的手法，这种手法无论在武术、气功、导引中，还是在道家、佛家修持中均为一种重要的方法，其具体方法有如后述，兹将峨眉天罡指穴法中的剑诀劲口诀附录如下，供大家研究之用。

口　诀

曰面西北，盘坐巍巍。右掌弧形，体前斜飞。
掌心轻落，熨贴肘内。左臂前伸，千军可挥。
剑诀森森，势不可违。弹指成掌，力达气随。
臂肘腕掌，与指波随。蛇行蚕蛹，节节相催。
消耸粘连，三复而回。沉肩坠肘，腕指绽蕾。
两臂侧平，肩沉肘坠。对侧修习，依法施为。
三周三复，还原返归。剑诀之势，用法精微。

剑诀劲

剑诀双双左右开　离经食指两骈排
无名小指圈无极　挫腕翻阳杀气来
双开剑诀出云门　中府循经接缺盆
绕角来回行蛹动　胸前一气化三清
推窗候望月明来　舞剑哦呀唱几回
左右飞车奔地阁　庄严呙嘴美桃腮
单双宝剑别雌雄　半寸青锋刺脐中
旨候黄庭吞吐意　天嘘地吸应穷通
太阿一旦授凶人　慧剑追收决死生
任尔真元刚似铁　还教气破胆魂惊
剑下无情却有情　噫嘻绝穴解随迎
阳翻九死阴亡血　管领门墙水样清

导 引

请扫描二维码
观看演示视频

第二十式
小雪蛇行蛹动式

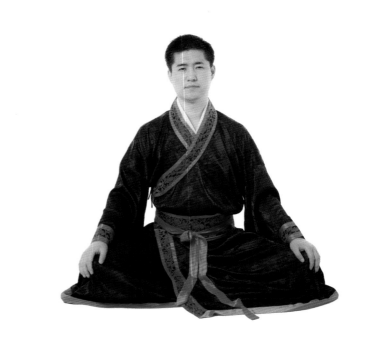

1. 采用盘坐式(散盘、单盘、双盘均可),两手自然覆按于两膝,正身端坐,呼吸均匀,思想安静,全身放松。

2. 右掌经体前划弧至左侧,掌心轻轻覆按在左肘内侧。

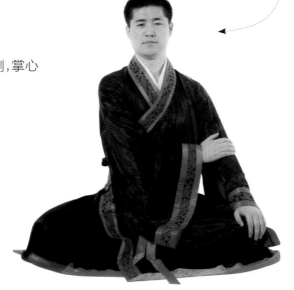

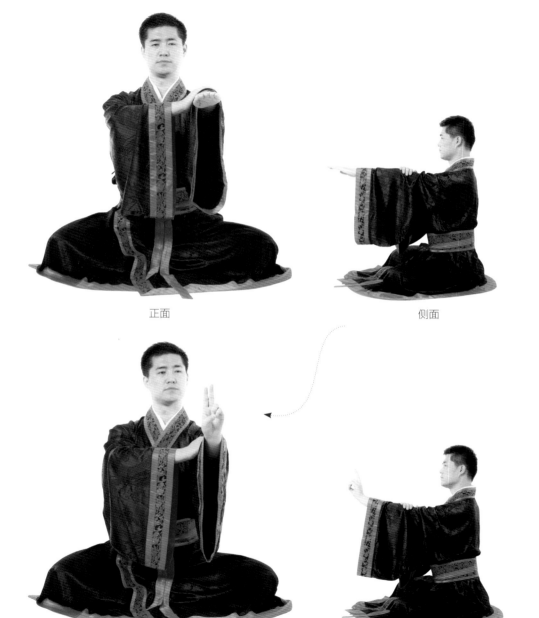

正面

侧面

正面

侧面

3. 接上式,右掌不动,左掌中指带动左臂向前、向上伸展,至于肩平,指尖向前,掌心向下。

4. 接上式,左掌握"剑诀",坐腕立掌,食指、中指指尖向上,掌心向前,目视指尖,动作略停。

小雪

5. 接上式,左手小指、无名指、大指弹开,五指放松变掌,指尖向前,掌心向下,目视前方。

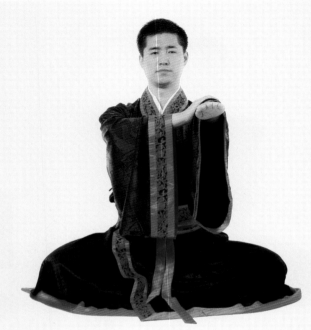

正面

6. 接上式,左肩依次催动左臂、肘、腕、掌、指,向前伸展,动作节节贯通,如蛇行蚕蛹、呈波浪式向前伸展,重复三次。

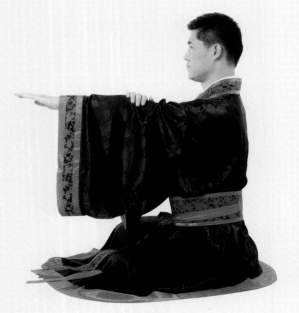

侧面

7. 接上式,左臂沉肩坠肘、松腕舒指,左掌下落还原,轻轻覆按于左膝上。

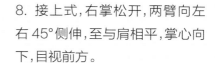

8. 接上式,右掌松开,两臂向左右 45°侧伸,至与肩相平,掌心向下,目视前方。

9. 接上式,沉肩坠肘,松腕舒指,下落还原,两手覆按两膝,目视前下方,呼吸自然,全身放松。

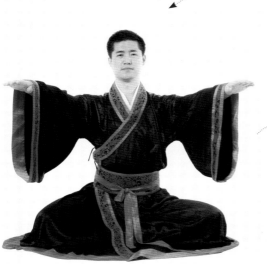

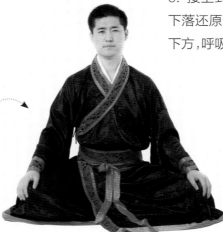

10. 开始进行对侧练习,动作同
上,左右方向相反。如上左右各
做一次为一遍,共做三遍。

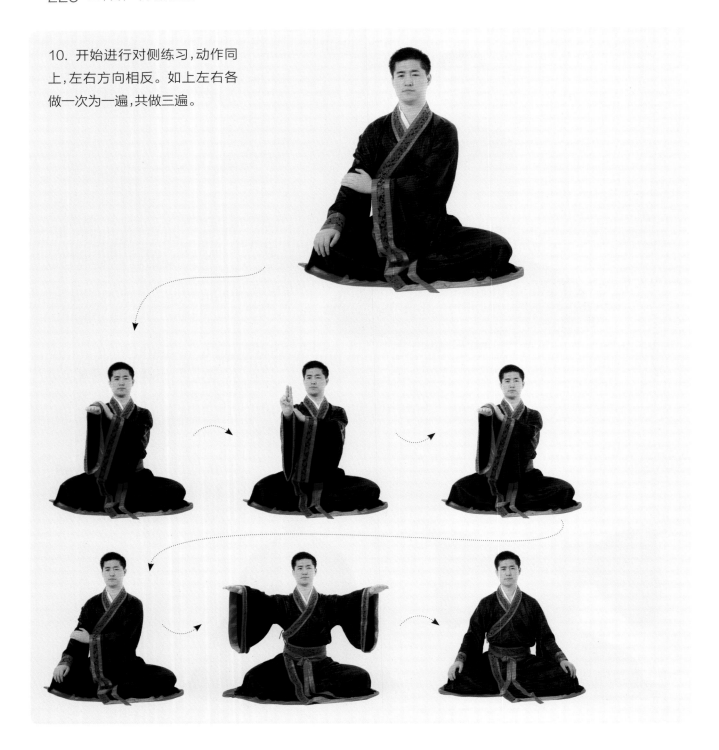

要 领

1. 剑诀是导引、武术、太极、内功推拿中一种常见的手势,其方法及要领如下:

动作:食指与中指并拢伸直,无名指及小指屈曲,拇指扣压在无名指及小指指甲上。

要领:

① 食指、中指要并拢且伸直,同时要与腕、臂成一条直线,使力贯指尖,象形取义皆如"宝剑",故名。

② 无名指和小指尽力向外绷,而拇指则尽力将其压紧,三指共同构成一个"太极圈"。这时,内劲会自然由食、中指发出并直达指尖。如果拇指、无名指、小指放松,则食、中指的内劲自然消失,若一味在食、中两指上用力,只会事倍功半,差之毫厘,谬以千里。

2. 左臂进行抬臂、立剑诀、蛇行蛹动等动作时,右掌采用"粘"字诀,与左臂形成一个整体,左臂有任何动作,右掌都不丢、不领,与其紧紧相粘,并有轻微向反方向对拔之意在内,反之亦然。

3. 立剑诀时,目视指尖,意念集中,一会儿就会感觉到指尖有发热、发胀、发麻等"得气"反应,古人将此动作称之为"朝天一炷香",别有一番韵味。

4. 蛇行蛹动时,不可耸肩缩头,身体不可左右倾倚、前后摇动,要始终保持中正,而身体其他部位则尽量放松。

功 用

1. 疏通手三阴、手三阳六条经脉的气血,改善微循环,对手指麻木、疼痛,手脚冰凉以及肩臂等疾患有很好的作用。

2. 升阳益气、补心益肾。

3. 训练集中精神及聚集真气于食指、中指指尖,为学练内功导引按跷术、治病救人奠定基础。

方　向

1. 西北方，为小雪导引术练习的最佳方向。

2. 自己喜欢练习的任何方向，都可以作为本导引术的练习方向。

时　间

1.《万寿仙书》钞本：当日01:00~05:00。

2. 一日二十四时：当日22:00~23:00。

3. 小雪节后的15天，为本导引术练习的最佳日期。

4. 自己喜欢练习的任何日期和时辰，都可以作为本导引术的练习日期和时辰。

说　明

此导引术可与峨眉十二庄小字庄的朝天一炷香、太极拳的推手及健身气功·十二段锦的摇转辘轳等动作互参研习。

摄　养

1. 农谚云：小雪不见雪，来年长工歇；小雪雪漫天，来年必丰产。小雪节气的前后，天气时常是阴冷晦暗，光照较少，此时容易引发或加重精神方面的不适。可适当食用以下食物：①全麦面包：研究发现微量矿物质硒能振奋情绪，全麦面包等全谷类食物也富含硒。鸡肉、海鲜等食物也含有较多的硒，可以适当食用。可以把面食、点心类食物当作可以食用的抗抑郁剂。②香蕉：当人体脑内5-羟色胺含量减少时，会出现失眠、烦躁、悲观、厌世等一系列抑郁症状。而香蕉中含有这种物质，适当增加香蕉的摄入会促使人的心情变得安宁、快活。但脾胃虚寒的人不宜吃。此外，粗面粉制品、谷物颗粒、酵母、动物肝脏及水果等富含B族维生素的食物，对改善不良情绪及抑郁症也大有裨益。

2. 小雪节气时，中国台湾中南部沿海的渔民们会开始晒鱼干、储存干粮。乌鱼群会在小雪前后来到中国台湾海峡，另外还有旗鱼、沙鱼等。中国台湾俗谚"十月豆，肥到不见头"，是指在嘉义县布袋一带，到了农历十月可以捕到"豆仔鱼"。台南县归仁乡的"沙仑小西瓜"盛产在冬天，瓜香肉甜，它是南部冬天水果的极品。

3. 进入"小雪"节气，北方开始室内供暖，外面寒冷，屋里暖和，温差比较大，要注意增加室内的湿度。这个节气是心血管疾病的高发时节，适宜多吃保护心脑血管的食品，如丹参、山楂、黑木耳、西红柿、芹菜、红心萝卜等。还宜多吃降血脂的食品，如苦瓜、玉米、荞麦、胡萝卜等。另外，

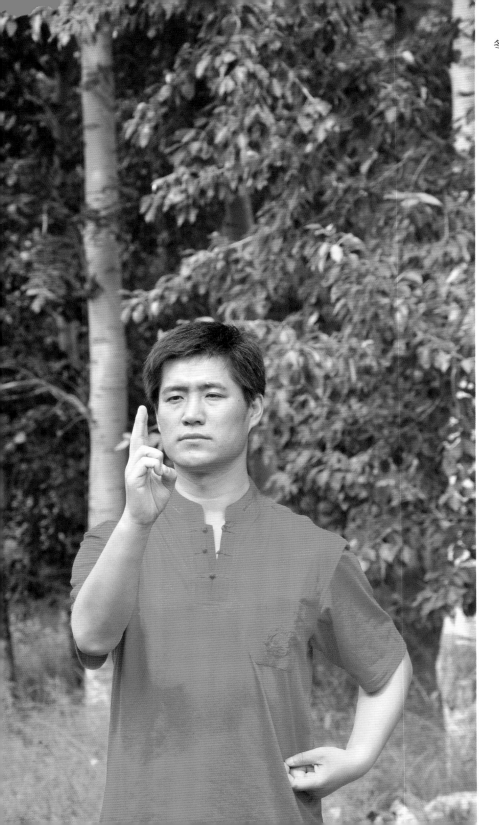

这个季节适量多吃温补性食物和益肾食品，如羊肉、牛肉、鸡肉、腰果、芡实、山药熬的粥等；多吃炖食和黑色食品对身体也有很大的益处。此外，民间有"冬腊风腌，蓄以御冬"的习俗，"小雪"后气温急剧下降，天气变得干燥，是加工腊肉的好时候。

峨眉十二庄小字庄之"朝天一炷香"

第二十一式　大雪活步通臂式

大　雪

　　大雪,为一年二十四个节气中的第二十一个节气,也是冬季的第三个节气,每年太阳运行至黄经255°时即为大雪。大雪节气,一般是从每年的12月7日前后开始,到12月22日前后结束。

　　古人说:"大者,盛也,至此而雪盛也"。到了这个时候,雪往往下得大、范围也广,故名大雪。它和小雪、雨水、谷雨等节气一样,是直接反映一年中降水情况的一个节气。

　　大雪导引术,是二十四节气导引术中两个站式导引术之一,是唯一一个有着步法、身法变化练习的导引术。大雪导引术,从外而言,以锻炼腰腿、肩臂为主;对内而言,则以调补心肾为主,以与大雪节气相应。演练起来两臂如蛇行蛹动、节节贯通,步法则有插步、盖步、左右变换,动作上下相随、姿态优美,宛若舞蹈一般。

大雪三候

　　大雪的三候为:一候鹖鴠不鸣;二候虎始交;三候荔挺出。

　　意思是说:大雪节气之后五日,寒号鸟也不再鸣叫了;再五日,到了阴气最盛的时期,阳气有所萌动,所以老虎开始有求偶行为;又五日,荔挺也感到阳气的萌动而抽出新芽。

　　鹖鴠:音曷旦,夜鸣求旦之鸟,亦名寒号虫,乃阴类而求阳者,兹得一阳之生,故不鸣矣。

　　荔挺:为兰草的一种。

《四时坐功却病图诀》原文

大雪十一月节,运主太阳(一说为"少阴")终气,时配足少阴肾君火。

每日子、丑(一说为"亥、子")时,起身仰膝,两手左右托,两足左右踏,各五七次。叩齿、吐纳、咽液。

治病:除脚膝风湿,口热,舌干,咽肿,黄疸,饥不欲食,咳血,多恐。

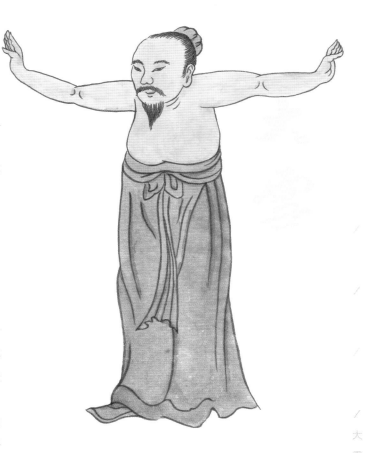

活步通臂式

"活步"是在练习内功导引以及太极、形意、八卦等内家功夫过程中常用的一种步法,如活步推手就是要求在定步四正手的基础上,上肢劲法与下肢进退步法达到协调的完整性。

"通臂"是峨眉派功夫峨眉十二庄中的典型动作,运用的是肩、肘、腕、掌、指各个关节都要做蛇行蠕动,表面上看关节微屈微伸,实则力从肩部发出,内劲蕴含其中,力达手指末端。

这个导引方法对于上肢、下肢以及全身协调性的练习都很有帮助,是二十四节气导引术中含有手、眼、身、法、步等独特练习的一种导引术。

活步通臂式中"活"与"通"两字反映出大雪节气的导引原则。大雪节气是冬季降水的一个时令,这个时候人体需要"活"筋骨以"通"气血,从而抵御风寒,实现对人体进行二次浇灌。此导引术中的"活步"和"通臂"代表的是要全身上下协调的运动。

口 诀

大雪行功,与众不同。朝向正北,正立如松。
向左开步,两臂升空。左右伸展,高与肩同。
右脚插步,左肩催动。如波相随,节节贯通。
再开左脚,一字须工。左右立掌,排山势雄。
伸指平掌,一字正中。左脚盖步,右肩臂通。
右脚开步,再与一重。两臂下落,左脚收拢。
再开右步,反向用功。三阴三阳,手上行虹。

导 引

请扫描二维码
观看演示视频

第二十一式
大雪活步通臂式

1. 两脚并拢,自然站立,两臂自
然下垂,头正颈直、竖脊含胸,呼
吸均匀,思想安静,全身放松。

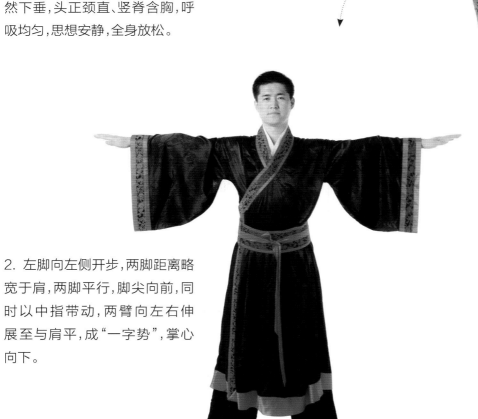

2. 左脚向左侧开步,两脚距离略
宽于肩,两脚平行,脚尖向前,同
时以中指带动,两臂向左右伸
展至与肩平,成"一字势",掌心
向下。

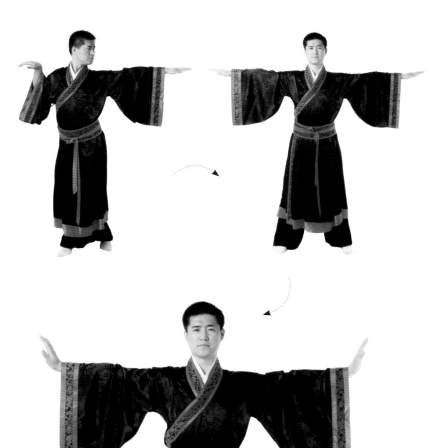

3. 接上式,右脚向左腿后方"插步",同时左肩催动左臂依次向左侧水平伸展,从肩至臂、肘、腕、掌、指,节节贯穿,力达指尖,右臂随之内收,头颈左转,目视左侧。

4. 接上式,左脚再向左侧开步,同时两臂伸展成"一字势",头颈转正,目视前方。

5. 接上式,十指向远、向上伸展,两掌立掌,掌心向外,指尖向上,以掌根带动两臂尽力伸展,动作略停。

大雪

6. 接上式,十指远伸,两掌放平,
掌心向下,还原成"一字势"。

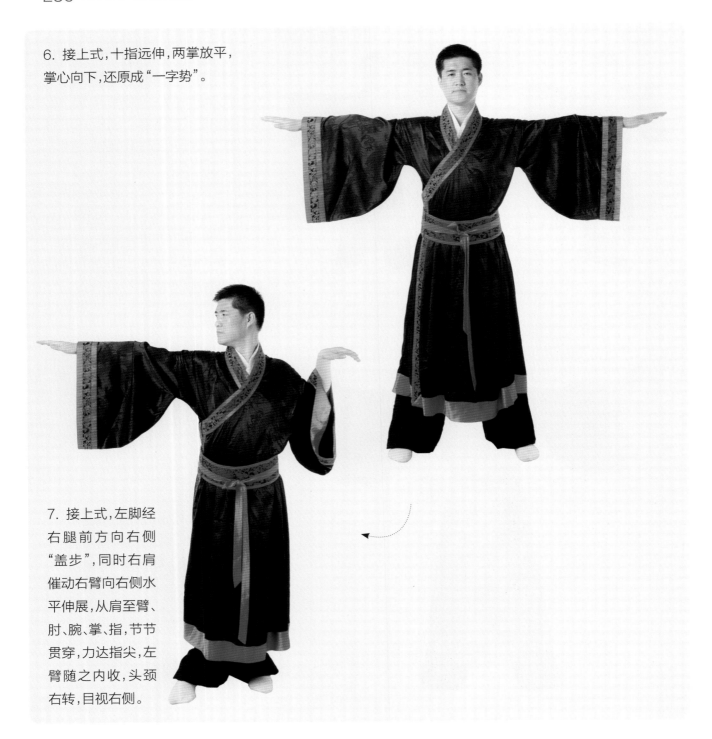

7. 接上式,左脚经
右腿前方向右侧
"盖步",同时右肩
催动右臂向右侧水
平伸展,从肩至臂、
肘、腕、掌、指,节节
贯穿,力达指尖,左
臂随之内收,头颈
右转,目视右侧。

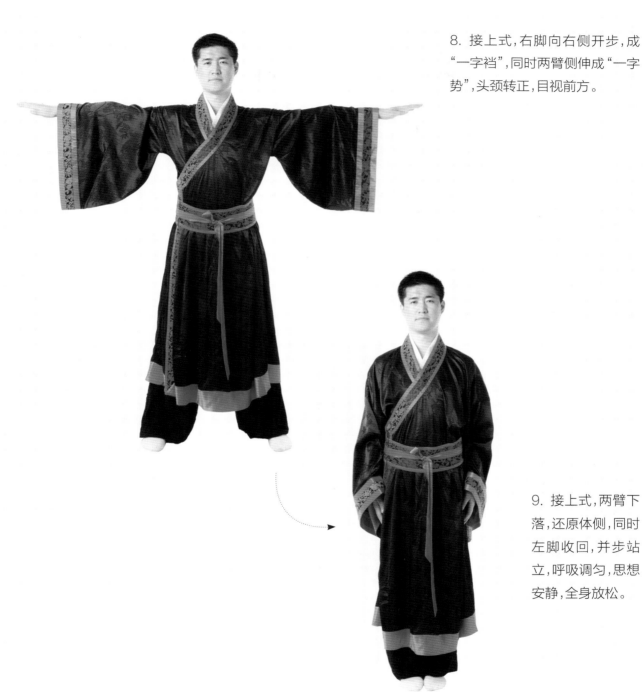

8. 接上式,右脚向右侧开步,成"一字裆",同时两臂侧伸成"一字势",头颈转正,目视前方。

9. 接上式,两臂下落,还原体侧,同时左脚收回,并步站立,呼吸调匀,思想安静,全身放松。

大雪

10. 接上式,做反方向练习,动作方法同前,唯左右方向相反。如上左右
各做一次为一遍,共做三遍。

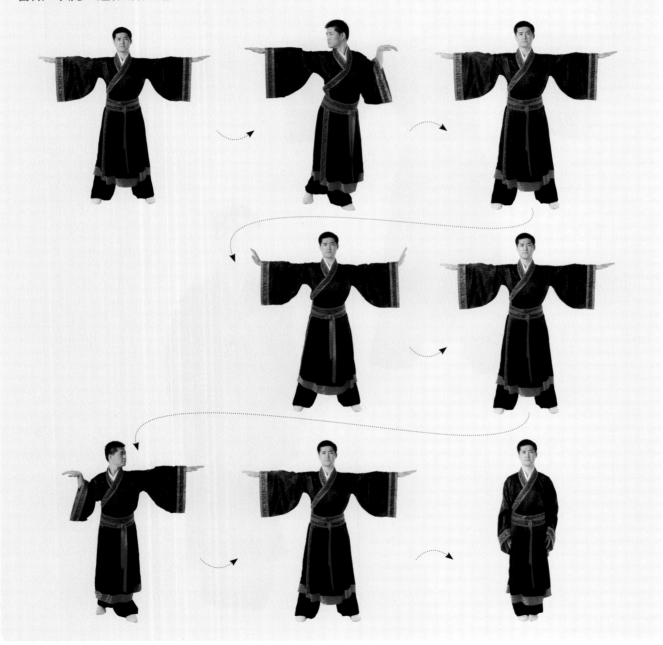

要　领

1. 手臂侧伸时,以中指带动,尽力向远处伸展,两臂抬至与肩同高,形成"一"的形状,故名"一字势"。

2. 所谓"一字裆",是指两脚分开之距离略比肩宽,因常在手臂成"一字势"时采用这种站立姿势,故名"一字裆"。

3. 步法的变化要与上肢的肩臂依次伸展的动作及身法协调一致。

4. 由坐腕立掌还原成"一字势"时,十指指尖要尽力向远处伸展,带动手掌放平,并不是直接放松腕掌,这是动作的关键。

5. 手臂的蛇行蛹动,动作从肩部开始,逐渐至肘、腕、掌、指,节节贯穿。

功　用

1. 蛇行蛹动可以有效疏通手三阴、手三阳经脉,促进阴阳经脉气血交汇。

2. 步法变化的练习,可以提高腰、腿的灵活性,达到补肾、壮腰、健腿的功效。

方 向

1. 正北方,为大雪导引术练习的最佳方向。

2. 自己喜欢练习的任何方向,都可以作为本导引术的练习方向。

时 间

1.《万寿仙书》钞本:昨日23:00~当日3:00,一说为昨日23:00~当日01:00或当日21:00~23:00。

2. 一日二十四时:当日23:00~24:00。

3. 大雪节后15天,为本导引术练习的最佳日期。

4. 自己喜欢练习的任何日期和时辰,都可以作为本导引术的练习日期和时辰。

说 明

1. 手臂向左右伸展的动作,和峨眉法济动功中的通臂劲的方法相同,这个动作也是峨眉派手臂进行蛇行蜎动的典型动作。

2. 通过手臂动作和步法、身法的协调配合练习,使全身气脉得以锻炼。所以需要勤加练习,方能协调统一,体会个中三昧。

3. 此导引术可与峨眉法济庄的通臂劲、健身气功·导引养生功十二法的平沙落雁和一分钟五禽拳虎踞龙盘等动作互参研习。

摄 养

1. 大雪时节,万物生机潜藏,不宜扰动阳气,锻炼方面应动中求静,保持心情沉静愉悦,起居方面应早睡晚起,避免受寒,居室温度宜保持在16~20℃,湿度宜保持在30%~40%,湿度过低会造成咽喉干燥,引发上呼吸道疾病的发生。

2. 大雪时节是身体进补的大好时节,大雪至冬至期间,可食用一些滋阴补血、滋肝补肾、生津除烦、清胃涤肠、滋补强身、祛寒育肾的食物。

3. 大雪时节,阴盛阳衰,昼短夜长,天寒地冻,雪花飘扬,寒气袭人。《黄帝内经》云:肾为作强之官,属癸水;膀胱为州都之官,属壬水。肾与膀胱相感相应,肾阳虚的人,必然会影响其肾的精液散布以及膀胱的气化功能。因此,在大雪时节锻炼此二经,可培元健身,抵御风寒,以加强两脏的功能。肾是藏精之脏,膀胱是藏津液之腑。精是人体各种功能活动的物质基础。先天之精,禀受于父母;后天之精,来源于饮食。如果肾精不足,肾气就无从生化,头晕耳鸣、精神疲惫、形寒肢冷、动作迟缓等症也会相继出现。大雪时节锻炼肾与膀胱二经，是炼津成精，炼精化气，使阴阳平衡，精气充足，温养脏腑筋骨，不受气候变化的影响。结合时令，锻炼此二经，能加强经脉气血的运行，适应季节气候的变化，以御冷气的侵害。

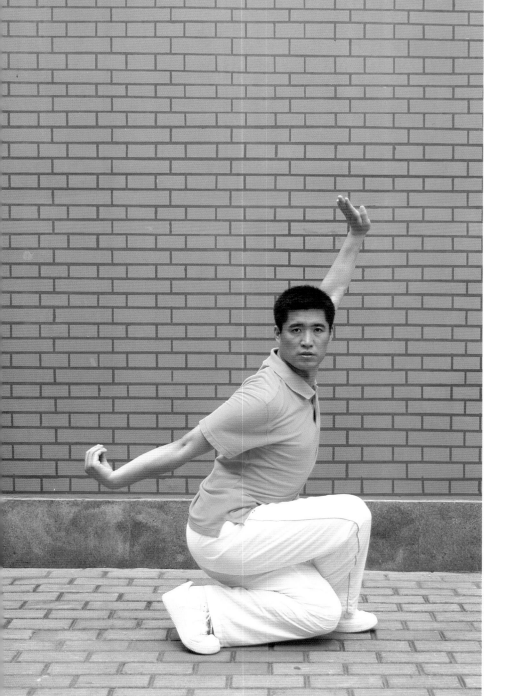

一分钟养生操之
五禽拳

第二十二式　冬至升嘶降嘿式

冬　至

冬至,为一年二十四个节气中的第二十二个节气,也是冬季的第四个节气,每年太阳运行至黄经270°时即为冬至。冬至节气,一般是从每年的12月22日前后开始,到次年1月5日前后结束。

至者,极也,到也。冬至,顾名思义,就是寒冷的冬天真正到达的时节。

冬至这一天是地球北半球一年中日照时间最短,也就是白天时间最短、夜晚时间最长的一天,所以是一年中"阴"最旺的时候。根据物极必反、阴极必阳的理论,所谓"阴极之至,阳气始生",所以从冬至这一天开始,阳气则开始逐渐回升,故人们常说"冬至一阳生"。它是一个阴阳转枢的日子,若能从此时起,顺应阳生阴敛之势进行导引、食饵、药物等一系列的养生保健,则势必收到事半功倍的效果。故冬至养生为历代养生家所重视,甚至很多地区把冬至作为一个重要的节日而一直延续到今天。

冬至导引术,根据人体初阳始升这一特点,在手足并练的同时,加入了升气嘶字诀、降气嘿字诀呼吸吐纳的口诀练习,使体内真气先升后降,从而达到温肾助阳、强健腰腿的功效。正如古诀所云:"升则嘶嘶,降则嘿嘿,开合一如,结丹在兹"。两手鹰爪、虎爪的变化练习,可以加强气血贯注于两掌;两手用热力贯注两膝,可以改善两膝、两腿的功能。这些练习方法,也可以提高内气外放、外气内收,为内功按跷打下扎实的基础。

冬至三候

冬至的三候为:初候,蚯蚓结;二候,麋角解;三候,水泉动。

意思是说:冬至节气之后五日,由于此时阳气虽已生长,但阴气仍然十分强盛,土中的蚯蚓仍然蜷缩着身体;再五日,由于冬至一阳生,麋感阴气渐退而解角;又五日,由于阳气初生,所以山中的泉水可以畅快地流动。

麋:与鹿同科,古人认为麋的角朝后生,为阴类。

《四时坐功却病图诀》原文

冬至十一月中,运主太阳(一说为"少阴")终气,时配足少阴肾君火。每日子、丑(一说为"亥、子")时,平坐,伸两足,拳两手,按两膝,左右极力,三五度。叩齿、吐纳、咽液。

治病:除手足经络寒湿,足痿,脊、股、胸、腹、胁下痛,嗜卧,便难,咳嗽,腰冷。

升嘶降嘿式

气的运动形式虽是多种多样,但归纳起来则为升、降、开、合四种基本运动形式。气的升降开合运动,是人体生命活动的根本。**导引功法的锻炼,大都先从升降入手来调节和控制身体气机的运行。**冬至是一年中"阴极生阳"、一阳初生的节气,在日则应于"子时"。道家功夫中有"子时功",目的就是使身体内应于天地自然一阳初生的外景,而助生体内阳气。

古诀中有:"升则嘶嘶、降则嘿嘿,开合一如,结丹在兹"。**冬至导引术以嘶字诀和嘿字诀的内景炼法配合冬至一阳初生的外景,以此来达到炼气结丹的目的,**这种口诀是峨眉派气脉内景十二庄中吐纳运气的常用口诀,同时也是《素问·四季调神大论》中所讲的冬季养生、调补肾脏的口诀。

嘶字诀这种呼吸方法在吸气时,体内"先天真气"由腹部提升到胸中,同时由鼻孔吸入的自然界之清气(后天呼吸之气)也进入胸中,先后二天之气在胸中交会融合;配合降气嘿字诀呼气时,胸中交融后的真气缓缓降回至腹部丹田,产生的浊气则同时由口或鼻慢慢地呼出体外。所以,古人说这种呼吸方法有类似"爻变"的作用,有利于心肾相交、水火既济。

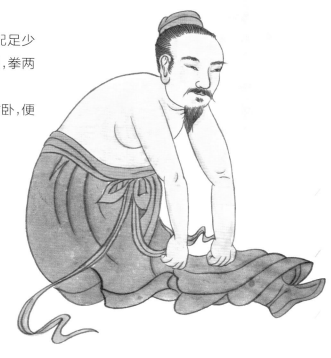

口 诀

冬至导引,心肾相交。面北而起,平坐直腰。
张开十指,势成鹰爪。中指不动,其余护绕。
屈指内扣,继变虎爪。抓扣两膝,嘶气提高。
两腿屈膝,胸前渐靠。收腹提肛,耳根上挑。
拔伸脊柱,内外协调。转掌旋按,平伸腿脚。
嘿字壮气,同步而啸。鹰虎在膝,体会精妙。
三行其术,还原功了。先天后天,融气浩浩。

导　引

请扫描二维码
观看演示视频

第二十二式
冬至升嘶降嘿式

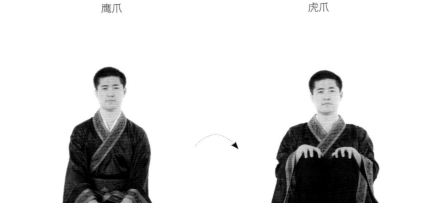

鹰爪　　　　　　　　　　虎爪

1. 正身平坐，两腿伸直，两手自
然覆按于两膝，竖脊含胸，呼吸均
匀，思想安静，全身放松。

2. 两手十指张开成"鹰爪"，然后
屈指内扣成"虎爪"，抓、扣两膝盖
骨，同时向上提拉两腿，两腿借力
屈膝收至胸前，脚跟着地，动作到
位略停。

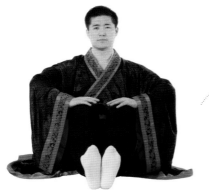

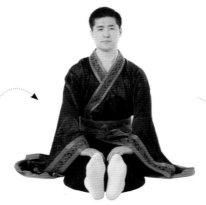

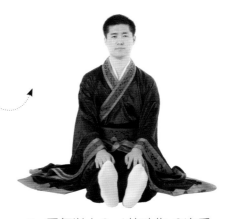

3. 接上式，两手变掌，顺势内旋、
下按，两腿借势伸直放平。

4. 接上式，两掌外旋成指尖向前，
动作略停，体会掌心热力向两膝深
处传导，呼吸自然，全身放松。

5. 重复以上2~4的动作，6次后，
还原成正身平坐的姿势，呼吸调
匀，思想安静，全身放松。

要　领

1. 鹰爪:十指张开,中指不动,力达指尖,故名鹰爪。

2. 虎爪:在鹰爪的基础上,屈曲十指第 1、2 指关节,力贯指尖,形如虎爪,故名。虎爪必须是在鹰爪的基础上,若直接屈曲手指,则力量很难贯达指尖。在峨眉十二庄中,把这种掌法的变换连同立"须弥掌"一起,称之为"连环三昧掌"。须弥掌是将气、力、劲贯注两掌,鹰爪使之畅达指尖及整个手掌,虎爪则使之直达指尖。

3. 虎爪抓扣膝盖,两腿借力屈膝内收至胸前的同时配合"嘶字诀",吸气内收,并收腹、提肛,下巴内收,提耳根劲,拔伸脊柱,内外练习、协调一致。

4. 两掌由虎爪变鹰爪的同时,内旋成指尖朝内,然后轻按两膝,两腿顺势伸直放平,同时配合"嘿字诀"呼气外出。

功　用

1. 强壮腰、腿、膝的功能,防治相关疾病。

2. 加强提升真气、沉降真气的控制能力,并可使心气下降、肾气上升,加强体内外先后天之气的交融,达到补肾壮腰、养心、益肺的功效。

方　向

1. 正北方,为冬至导引术练习的最佳方向。

2. 自己喜欢练习的任何方向,都可以作为本导引术的练习方向。

时　间

1.《万寿仙书》钞本:昨日23:00~当日03:00,一说为昨日23:00~当日01:00或当日21:00~23:00。

2. 一日二十四时:昨日24:00~当日01:00。

3. 冬至节后15天,为本导引术练习的最佳日期。

4. 自己喜欢练习的任何日期和时辰,都可以作为本导引术的练习日期和时辰。

说　明

1. 冬至对于养生来说是最重要的一个节气,主要是因为"冬至一阳生"。我国古时曾把冬至定为子月,即一年的开始。在一天十二时辰中,子时也是人体一阳初生的时间。

2. 在古代养生修炼中,非常重视阳气初生这一时期。认为阳气初生时,就像农民育苗、妇人怀孕一样,需小心保护,精心调养,使其逐渐壮大。因为只有人体内的阳气充足,才会达到祛病延年的目的,所以子时、子月在养生学中有着重要的地位。

3. 阴主灭,阳主生。此时寒气极盛,草木枯萎,人和生物亦同。在实际生活中,阴极阳衰的老人,每每多死于冬至时节或夜间阴气较盛时,这也是由于阴极阳不生的原因。

4. **嘶字诀——提升真气。**

读音:嘶,音同丝,也写作呬。

口型:牙齿轻叩,上唇微微着力贴紧上门牙,使人中穴、兑端穴贴紧龈交穴,下唇微微放松反卷,使承浆穴适当封闭,舌平放,舌尖轻轻抵在上门牙内侧。

这种口型,能使督脉、任脉、冲脉的作用,发生"升"气的功能,而且能自动调节"升"气的需要量,因为人中、兑端、龈交、承浆这几个穴位关系经络交会与循环的度数。

呼吸:吸气,逆腹式呼吸。

方法:口型做好之后,均匀地吸气入内,气息从下牙齿缝中缓慢吸入,同时自然发出舌齿音"嘶"的声音,口角及两腮随之自然鼓张。

注:

人中穴:又名水沟、鬼市、鬼客厅,属督脉经穴,位于人体鼻唇沟的中点,是一个重要的急救穴位。

兑端穴:属督脉经穴,在面部,当上唇的尖端,人中沟下端的皮肤与唇的移行部。

龈交穴：属督脉经穴，在上唇内，唇系带与上齿龈的相接处。

承浆穴：又名天池穴、鬼市穴等，属任脉经穴，位于人体的面部，当颏唇沟的正中凹陷处。

要点：

① 吸气入内要缓慢、均匀、柔和、细密、深长。

②"嘶"的声音是气息通过牙齿时自然发出的，不能望文生义而去念"嘶"这个字。

③"嘶"的声音不要过大，以仅仅自己能够听到为度。

功用：

① 提升真气，将体内真气由小腹随之缓缓升至胸中膻中，并渐渐布满玉堂与华盖。其更多的机制及功用请参见笔者《峨眉派气脉内景十二字庄》一书。

② 这种呼吸方法在吸气时，体内"先天真气"由腹部提升到胸中，同时由鼻孔吸入的自然界之清气（后天呼吸之气）也进入胸中，先后二天之气在胸中交会融合；配合降气嘿字诀呼气时，胸中交融后的真气缓缓降回至腹部丹田，产生的浊气则同时由口或鼻慢慢呼出体外。所以，古人说这种呼吸方法有类似"爻变"的作用，有利于心肾相交、水火既济。

③ 嘶字诀是峨眉派气脉内景十二庄中吐纳运气的常用口诀，同时也是《素问·四季调神大论》中所讲的春季养生、调肝养肝的口诀，另详别论。久久行之，甚妙！

5. 嘿字诀——沉降真气

读音：嘿，音同黑，也写作嗨。

口型：口微张，舌头平伸，左右两边上下的大牙（即磨牙，俗称后槽牙）呈临空作咬的姿势，好像咬着枣核似的，上唇微微着力贴紧上门牙，使人中穴、兑端穴贴紧龈交穴，下唇微微放松反卷，使承浆穴适当封闭，呼气时两侧哦呀穴鼓动向外。

呼吸：呼气，逆腹式呼吸。

方法：口型做好之后，均匀缓慢地呼气外出，气息经口腔及两侧凌空作咬状的六枚大牙之间缓缓呼出体外，同时吐嘿字音。在吐气将尽之时，如吹"纸捻"似的，舌尖向前一送并轻轻抵在门牙上，好像汽车刹车似的使呼气立止。

这种方法古代称为"赤龙叩玉门"，赤龙指舌，玉门指牙齿，也叫作加吹字法诀，可以使体内真气随呼气沉降丹田，并加功壮紧，使之更加潜降固密。

哦呀穴：属经外奇穴，张口念哦字音，口角两旁纹一寸的地方，即是哦呀穴。内景炼气功夫，以这个地方为水宫肾脏的"关窍"，是水土两气在经络轨道上交会融合的枢纽。炼静功中可以证明这种理论的正确性，因为入静之后，口窍自动闭锁固密，这时哦呀穴会向内吸紧，舌头才能反卷锁固"鹊桥关"，练静功的人，都可以证明这种作用。

要点：

① 呼气外出要缓慢、均匀、柔和、细密、深长。

② "嘿"的声音是气息通过喉部自然发出的，不能望文生义而去念"嘿"这个字，也正是这个原因，所以这个诀听起来既像嘿的声音，又像嗨的声音。

③ "嘿"的声音不要过大，以自己能够听到为度。

④ 吐"嘿"字诀时，腹部要自然放松外鼓，同时腰部的命门穴、腰阳关、辘轳关都要放松，这样才能使真气顺利地沉降。

功用：

① 沉降真气、壮气发力，使体内真气由胸中沉降腹部并使丹田壮紧。其更多的机制及功用请参见笔者《开启生命智慧之门——峨眉派气脉内景十二庄》一书。

② 这个口诀是峨眉派气脉内景十二庄中吐纳运气的常用口诀，同时也是《素问·四季调神大论》中所讲的冬季养生、调补肾脏的口诀，另详别论。久久行之，甚妙！

6. 此导引术与峨眉十二庄的连环三昧掌、健身气功·五禽戏虎戏和峨眉天罡指穴法的虎爪劲、鹰爪劲可互参研习。

摄　养

1. 冬至时节，阴极盛，阳始生，这是四时气候变化终而复始的规律。人的气血运行寅时始于肺经，丑时止于肝经，昼夜不息，终而复始，和大自然气候的变化相应。冬至加强足少阴肾经与足太阳膀胱经的锻炼是使表里的阳气旺盛，以免虚实为病。

2. 农历十一月律为"黄钟"——"黄"为中和之色，"钟"动也，阳气动于黄泉之下，动养万物。冬至是"阴极之至，阳气始生"，是四季养生的第一个重要时间点，此时最宜养生。

3. 冬至时节饮食宜多样，谷、果、肉、蔬合理搭配，适当选用高钙食品。食宜清淡，不宜吃浓浊、肥腻和过咸食品。冬天阳气日衰，脾喜温恶冷，因此宜食温热之品保护脾肾。吃饭宜少量多餐。应注意"三多三少"，即蛋白质、维生素、纤维素多，糖类、脂肪、盐少。

4. 冬至到小寒、大寒，是最冷的季节，在起居方面应注意防寒保暖。在气温降到 0℃以下时，要及时增添衣服，衣裤既要保暖性能好，又要柔软宽松，不宜穿得过紧，以利于血液流畅。在精神方面应保持良好的心境，情绪要稳定、愉快，切忌发怒、急躁和精神抑郁。

5. 生活中进行适当的御寒锻炼，如平时坚持用冷水洗脸等，提高机体对寒冷的适应性和耐受能力。

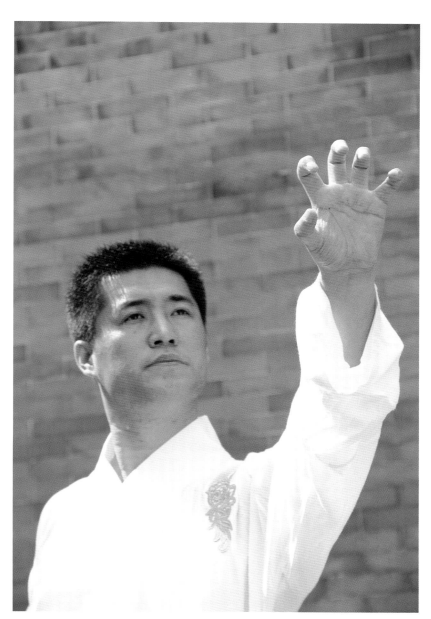

峨眉十二庄云字庄连环三昧掌之"虎爪掌"

冬至

第二十三式　小寒只手擎天式

小　寒

小寒,为一年二十四个节气中的第二十三个节气,也是冬季的第五个节气,每年太阳运行至黄经285°时即为小寒。小寒节气,一般是从次年的 1 月 5 日前后开始,到次年 1 月 20 日前后结束。

寒者,冷气积久而寒。小寒是全年中最冷的节气之一,所谓小寒,是与下一个节气的大寒相对而言,天气虽然还未冷到极点,但已经是非常寒冷的季节了。这与小暑、大暑,小雪、大雪的道理相同。

小寒时节,阴极阳回。虽然寒冷至极,但阳气却开始逐渐回升。在小寒导引术中,不仅有强壮腰肾作用的练习,同时也加入了拔伸、托举等生发阳气的动作练习,正是体现了阴极而阳的自然之理。

小寒三候

小寒的三候为:一候雁北乡,二候鹊始巢,三候雉始鸲。

意思是说:小寒节气之后五日,此时阳气已动,所以大雁开始向北迁移;再五日,北方到处可见到喜鹊,并且感觉到阳气而开始筑巢;又五日,雉会感阳气的生长而鸣叫。

"雉鸲":"鸲"为鸣叫的意思。

《四时坐功却病图诀》原文

小寒十二月节,运主太阳(一说为"太阴")终气,时配足太阴脾湿土。

每日子、丑(一说为"辰、巳")时,正坐,一手按足,一手上托,挽首,互换,极力,三五度。吐纳、叩齿、漱咽。

治病:除荣卫气蕴,食即呕,胃脘痛,腹胀,饮发中满,食减,善噫,溏泄,注下。

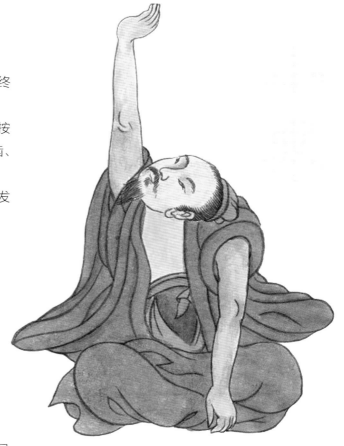

只手擎天式

只手擎天,这句成语指的是一只手便可把天举起,形容力量非常大。只手擎天式,一手托天、一手按地,转头目视上托之掌,如擎天柱地一般,故名。

冬至过后,阳气开始逐渐升发,但十分微弱,所以依然异常寒冷,人体之气亦复如是。只手擎天式,有助于人体阳和之气的升发、布散,使人体得到温煦而抵御寒冷。

口 诀

小寒时节,助阳而练。面向东北,盘坐为先。
伸臂划弧,掌偎腰间。右掌左穿,略高于肩。
身随左转,脊柱拔旋。中指引领,余处随焉。
右臂上举,只手擎天。左掌按地,覆于腿前。
目视右掌,两臂相牵。右降左随,捧掌腹前。
侧伸两臂,下落还原。手按两膝,呼吸自然。
反向修习,其法如前。三周其复,功满行圆。

请扫描二维码
观看演示视频

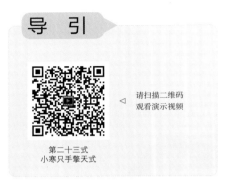

第二十三式
小寒只手擎天式

1. 采用盘坐式（散盘、单盘、双盘均可），两手自然覆按于两膝，正身端坐，呼吸均匀，思想安静，全身放松。

2. 屈两肘，两臂外旋，转掌心向上，两掌收至腰间。

3. 接上式，右掌从腰间向左侧"穿出"，至手臂接近伸直，右掌略高于左肩；同时身体随之左转。

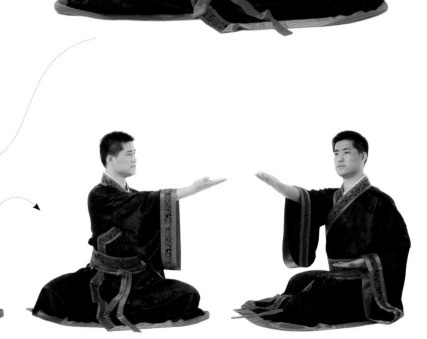

正面　　　　　　侧面

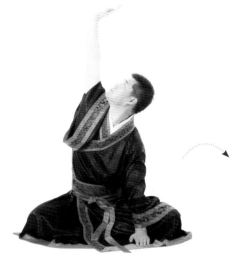

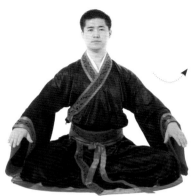

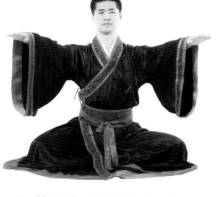

4. 接上式,右臂内旋,右掌外翻,转掌心向上,并顺势向上托举,头颈仰转,目视右掌;同时,左臂内旋,左掌内翻,转掌心向下,并顺势前伸,掌心向下按于地面,动作到位略停。

5. 接上式,右臂松肩坠肘,手臂放松,经体前慢慢下落,同时左掌收回,头颈转正;然后将两臂向左右45°侧伸,至与肩相平,掌心向下,目视前方。

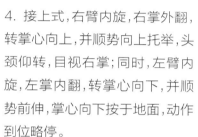

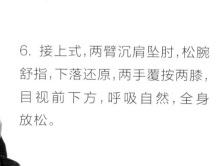

6. 接上式,两臂沉肩坠肘,松腕舒指,下落还原,两手覆按两膝,目视前下方,呼吸自然,全身放松。

小寒

7. 接上式,屈两肘,两臂外旋,转掌心向上,两掌收至腰间,然后左掌从腰间向右侧"穿出",做对侧练习,动作同上,左右方向相反。如上左右各做一次为一遍,共做三遍。

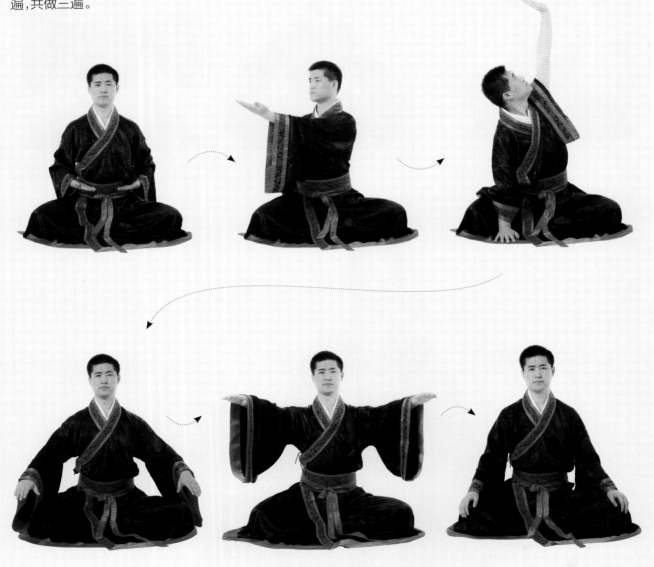

要　领

1. 手掌向左或向右穿出时,意念集中在中指指尖,以中指带动手掌、手臂的侧伸及身体的转动。

2. 身体左右转动时,要中正而不倾倚,使脊柱得到旋转、拔伸的练习。

3. 一掌上托,一掌下按,两臂反方向用力、对拔拉伸,动作要协调统一。

4. 一掌上托,一掌下按,转头目视上方手掌这三个动作要与身体的转动同步,不可参差不齐。以左侧动作为例,身体向左转动,右掌穿出;右掌转臂上托时,左臂向下穿掌按于地面;右掌向上托举,左掌用力下按,两臂对拔拉伸,同时转头看右手。

5. 两臂上下对拔拉伸时,动作应略停;身体开始转正时,上托手臂即开始从肩逐节放松下落。

功　用

1. 左右转动,脊柱拔伸,可以改善腰部、脊柱的功能,增强体质。

2. 调理带脉,有益于消除腰腹部赘肉,补肾益精、调经益血。

3. 疏肝理气,和胃健脾,增强消化系统功能。

4. 有效防治和缓解颈、肩、肘、腰等相关部位疾患。

方　向

1. 东北方,为小寒导引术练习的最佳方向。

2. 自己喜欢练习的任何方向,都可以作为本导引术的练习方向。

时　间

1.《万寿仙书》钞本:昨日23:00~ 当日 03:00,一说为当日 07:00~11:00。

2. 一日二十四时:当日01:00~02:00。

3. 小寒节后 15 天,为本导引术练习的最佳日期。

4. 自己喜欢练习的任何日期和时辰,都可以作为本导引术的练习日期和时辰。

说　明

1. 小寒导引术的动作幅度虽然不是很大,但是做对拔拉伸的这种体验,却需要长久的练习才能够体会到。

2. 此导引术可与健身气功·六字诀的嘘字诀、健身气功·马王堆导引术引腹的动作互参研习。

摄　养

1. 从饮食养生的角度讲,小寒时节,日常饮食应多食用一些温热食物补益身体,比如进食羊肉、牛肉、海参等。小寒时节也是吃麻辣火锅、红焖羊肉的最佳时节。饮食上"小寒"节气中还有一重要的民俗就是吃"腊八粥"。《燕京岁时记》中记载:"腊八粥者,用黄米、白米、江米、小米、菱角米、栗子、红豇豆、去皮枣泥等,合水煮熟,外用染红桃仁、杏仁、瓜子、花生、榛穰、松子及白糖、红糖、琐琐葡萄,以作点染。"上述食品均为甘温之品,有调脾胃、补中益气、补气养血、祛寒强身、生津止渴的功效。我国古人称"粥饭为世间第一补人之物",认为吃粥可以延年益寿,李时珍在《本草纲目》上说:粥能"益气、生津、养脾胃、治虚寒"。张耒的《粥记》中也说:"每日起,食粥一大碗,空腹胃虚,谷气便作,所补不细,又极柔腻,与肠胃相得,最为饮食之妙诀。"

2. 起居方面要注意防寒保暖。人体应与冬藏之气相应,早睡晚起,适量运动,减少阳气消耗,做一些慢性肢体导引运动,不宜加大体能消耗,使体肤开泄、出汗耗阳。

3. 南京人在小寒有吃菜饭的风俗,菜饭的原料并不相同,有用矮脚黄青菜与咸肉片、香肠片或是板鸭丁,再剁上一些生姜粒与糯米一起煮的,十分香鲜可口。其中矮脚黄、香肠、板鸭都是南京的著名特产,可谓是真正的"南京菜饭",甚至可与腊八粥相媲美。此外,南京人在小寒季节里有一套地域特色的体育锻炼方式,如跳绳、踢毽子、滚铁环,挤油渣渣(靠着墙壁相互挤)、斗鸡(盘起一脚,一脚独立,相互对斗)等。如果遇到下雪,则更是欢呼雀跃,打雪仗、堆雪人,很快就会全身暖和,血脉通畅。

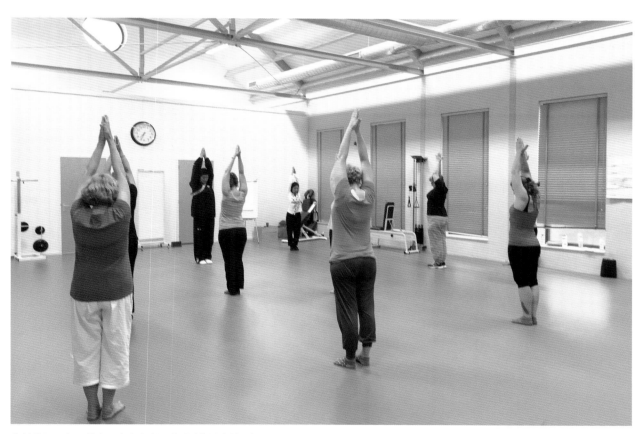

荷兰学员正在跟随张明亮老师学习练功(荷兰鹿特丹)

第二十四式　大寒单腿地支式

大　寒

　　大寒,为一年二十四个节气中的第二十四个节气,它既是冬季的最后一个节气,也是二十四节气的最后一个节气,每年太阳运行至黄经300°时即为大寒。大寒节气,一般是从每年的1月20日前后开始,到2月5日前后结束。

　　古人说"大寒……寒气之逆极,故谓大寒",是天气寒冷到极点的意思,是一年中最冷的时候。

　　根据阴阳学说的理论,阴极必阳,从冬至节气开始,寒冷的阴气达到了极致,而与之相伴的阳气也开始慢慢萌生了。在冬季导引术中,一方面加强属于肾的腰、腿的锻炼以及沉气、敛气、温养等方法;另一方面,也加入了属于心的手臂的锻炼以及升气、生气、炼气等方法,原因就在于此。

　　大寒导引术,相对于其他节气的导引术而言,其运动量、运动强度都偏大,尤其是对于腰腿的练习,所以老师们常说"大寒流大汗"。这样的练习可以达到强健腰腿、滋补肝肾、延缓衰老的作用。

大寒三候

　　大寒的三候为:一候鸡乳;二候征鸟厉疾;三候水泽腹坚。

　　意思是说:大寒节气之后五日,母鸡便可以开始孵小鸡了;再五日,鹰隼之类的征鸟,处于捕食能力极强的状态中,盘旋于空中到处寻找食物,以补充身体的能量抵御严寒;又五日,水域中的冰一直冻到水中央,且最结实、最厚。

　　鸡乳:鸡,木畜也,得阳气而卵育,故云乳。

　　征鸟:鹰(隼)之属,杀气盛极,故猛厉迅疾而善于击也。

《四时坐功却病图诀》原文

大寒十二月中,运主厥阴(一说为"太阴")初气,时配足太阴脾湿土。

每日子、丑(一说为"辰、巳")时,两手向后,踞床跪坐,一足直伸,一足用力,左右各三五度。叩齿、漱咽、吐纳。

治病:除经络蕴积诸气,舌强作难动摇,或不能卧,腹胀,肠鸣,飧泄,足不收行,九窍不通。

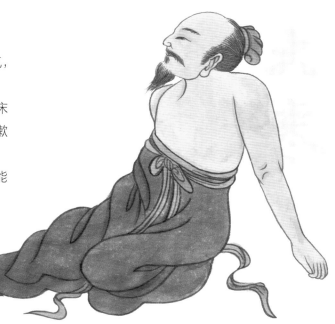

单腿地支式

这个导引术中,用特定的姿势"锁住"一条腿气血的运行,而专门练习另一条腿,然后再进行另一条腿的练习,故名单腿。

地支,是指下盘腰腿功夫的练习及武功中地躺招式的运用。

大寒是一年中天气最冷的时候,物极必反、阴极必阳,此时自然界虽然冰天雪地、寒冷无比,但却蕴含着无限生机,阳气也是"蠢蠢欲动",以待又一年春天的到来。本式导引中的搜裆腿、翘剪式、海底针的运用,具有滋养肝肾、强壮腰腿,增强膀胱气化的功能,发动阴中之阳的肾中真阳,以应大寒之气。

口诀

大寒之功,其术为奇。东北而起,跪坐如仪。
百会上顶,渐变跪立。右移重心,左脚踏地。
身躯后仰,双掌按地。提膝抬腿,左脚前踢。
力勾足尖,翘剪略息。屈膝收腿,至于胸齐。
伸膝伸腿,足踵用力。屈伸之间,反复修习。
还收左腿,下落踏地。前移重心,双手缓起。
左腿取回,直身跪立。反向施为,三复为宜。

导 引

请扫描二维码
观看演示视频

第二十四式
大寒单腿地支式

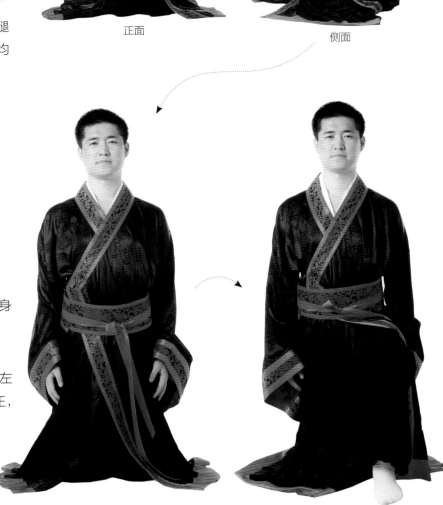

正面   侧面

1. 正身跪坐,两手自然放于两腿上,头正颈直,竖脊含胸,呼吸均匀,思想安静,全身放松。

2. 下巴内收、百会上顶,带动身体立起,成跪立姿势。

3. 接上式,重心移至右腿,提左腿带动左脚向前踏地,身体中正,目视前方。

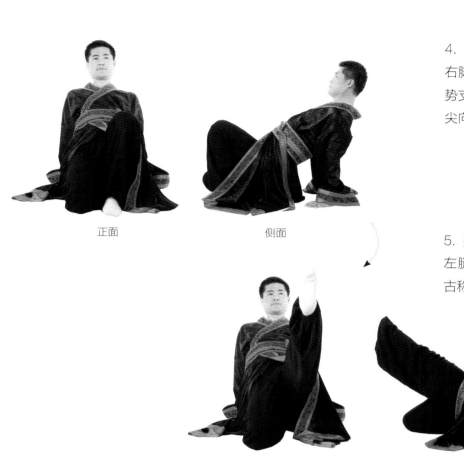

正面   侧面

4. 接上式,重心后移,臀部坐于右脚跟上,上身后仰,同时两手顺势支撑于身体两侧,掌心按地,指尖向前,目视前上方。

5. 接上式,左脚缓缓向前踢出,左腿伸直,脚背绷直,目视脚尖,古称"搜裆腿"。

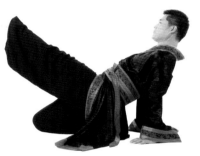

正面   侧面

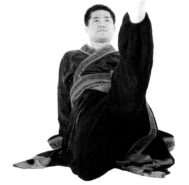

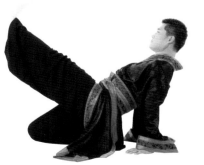

正面   侧面

6. 接上式,尽力勾左脚尖,体会腿后侧伸展的感觉,动作略停,古称"翘剪式"。

7. 接上式,屈左腿并尽力向胸前收回,身体其他部位不变,动作略停。

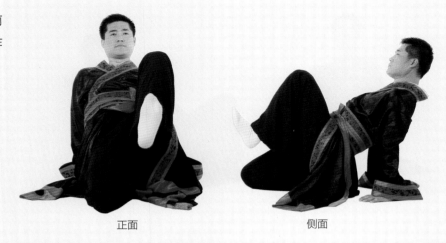

正面　　　　　　　侧面

8. 接上式,左腿伸直,左脚向前上方蹬出,力达脚跟,动作略停,古称"海底针"。接上式,重复以上 7~8 的动作,蹬腿、收腿共三次。

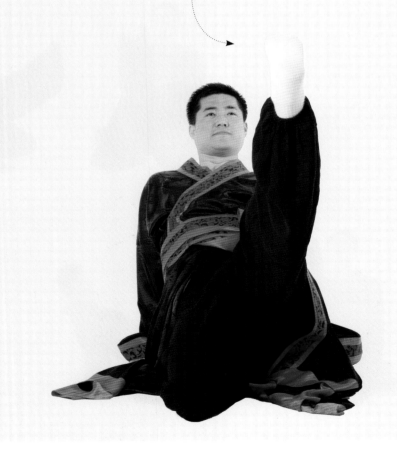

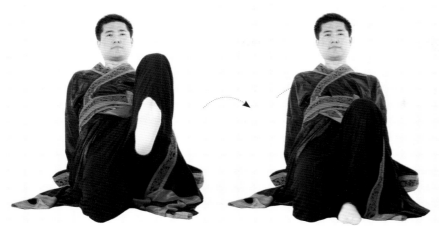

9. 接上式,左腿收回胸前,左腿下落,左脚踏地,重心前移,两手离地,上身直立,左腿收回,成跪立的姿势,目视前方,呼吸自然,全身放松。

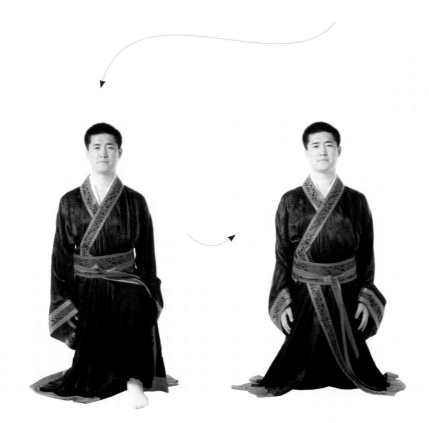

大寒

10. 开始进行对侧练习，动作同上，左右方向相反。

如上左右各做一次为一遍，共做三遍。

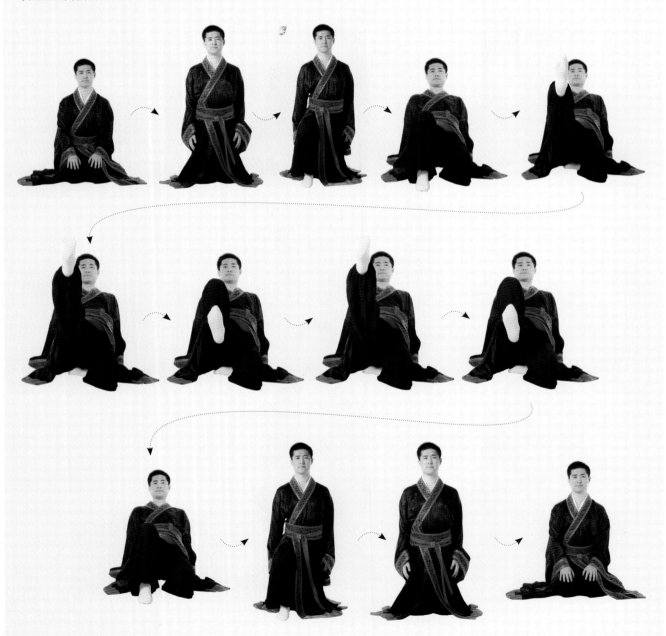

要 领

1. 脚踏地的动作,应整个脚掌置于地面,大腿与小腿形成直角,动作过程中注意保持身体平衡。

2. 身体后坐,臀部坐于足跟时,脊柱保持对拔拉伸。

3. 蹬腿时,要力达足跟;收腿时,尽力将腿向胸前靠拢。

4. 动作要缓慢、分明,不可拖泥带水。

功 用

1. 强健腰腿,补肾壮骨。

2. 疏通腿部阴阳经脉及奇经八脉,防治腰腿疾患。

3. 增强腿部、腰部力量及柔韧性。

大寒

方　向

1. 东北方，为大寒导引术练习的最佳方向。

2. 自己喜欢练习的任何方向，都可以作为本导引术的练习方向。

时　间

1.《万寿仙书》钞本：昨日23:00~ 当日 3:00，一说为当日07:00~11:00。

2. 一日二十四时：当日02:00~03:00。

3. 大寒节后 15 天，为本导引术练习的最佳日期。

4. 自己喜欢练习的任何日期和时辰，都可以作为本导引术的练习日期和时辰。

说　明

1. **大寒导引术，对于初学者特别是中老年人而言，难度、强度都比较大，需要掌握好循序渐进的原则，避免运动损伤的发生。**

2. 跪坐姿势很优雅，是中国古代一种正规的坐姿，臀部搁在脚跟上，有时为了表达说话的郑重，臀部离开脚跟，叫长跪。这个姿势是能体现中国文明端庄、肃穆、宁静、谦恭等礼仪风范的一种坐姿。历史上先秦人面对面地跪坐，于是研究出丰富的哲学理论；汉唐人跪坐傲视天下，国势昌盛。

3. 此导引术与峨眉五脏导引术的心脏小炼形、峨眉十二庄的心字庄铁板桥的功夫可互参研习。

摄　养

1. 谚语中说"小寒大寒，冷成一团"，说明大寒节气也是一年中的寒冷时期。大寒是一年中的最后一个节气，英国著名的抒情诗人泼西·毕希·雪莱在其《西风颂》中说："冬天来了，春天还会远吗？"在二十四节气养生中，我们也可以这样说："大寒来了，立春还会远吗？"春节多在大寒前后，因为在以农业为主的社会，大寒时节，田地里需要做的工作最少，所以在这个季节里，在各地忙碌了一年的家人们都聚集在一起，走亲访友，互致问候，交流一年当中的工作情况，增进亲情，增进友谊。

2. 大寒节气是冬令进补的好时机。无论是药补还是食补，都应结合自己的体质或病症进行。偏于阳虚怕冷的人食补以温热食物为宜，如羊肉、鸡肉等；偏于阴虚者以滋阴食物为宜，如鸭肉、鹅肉、鳖、龟、藕、木耳等。饮食应遵守保阴潜阳的冬季饮食原则。饮食宜减咸增苦以养心

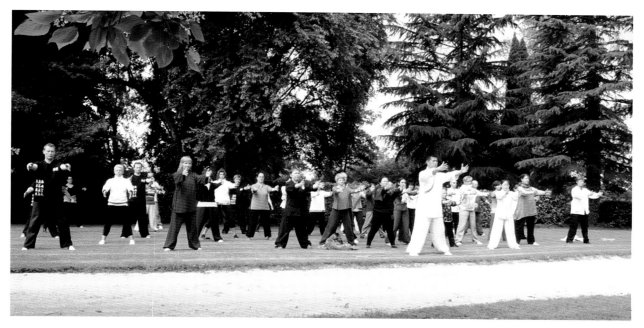

张明亮带领法国学生练习峨眉十二庄（法国图卢兹）

气,使肾气坚固,切忌黏硬、生冷食物,宜热食,以防止损害脾胃阳气。但燥热之物不可过食,食物的味道可适当浓一些,要有一定量的脂类,保持一定的热量。此外,还应多食用黄绿色蔬菜,如胡萝卜、油菜、菠菜等。

　　3. 在起居方面,大寒时节要顺应冬季闭藏的特性,做到早睡晚起。早睡是为了养人体的阳气,晚起是为养阴气。大寒时节,除了防寒之外,还须防风。俗话说,"寒从脚起,冷从腿来",人的腿脚一冷,全身皆冷。所以在本节气的导引术中非常注重腰腿的练习。如果做其他的活动,需要做充分的准备活动,如慢跑、搓脸、拍打全身肌肉等。或者也可以双手抱拳、虎口相接,左右来回转动,这样不仅可以增加手指的灵活性,预防冻伤,还可预防感冒。

后记

在这个世界，最神奇、最复杂、最完美而又最不为我们所认识的，不是别的，其实就是我们人类自己！

古人说，人心向外。人们总是试图通过自己的眼睛、耳朵、鼻子、舌头、身体、意识及一切的可能，去感受和认知外界的一切事物，反而忽略了自己的存在和对自我的认识。这一点甚至成为我们疾病、痛苦、烦恼的根源而不能自拔。

五千年古老的文明和智慧，探索并创造了一套精湛的人类自我修炼、自我认识、自我调控的生命系统工程。或导引、或吐纳、或存思、或观想、或吟诵、或禅修、或静坐，或佛、或道、或医、或儒、或武、或气……方法虽然有百千万种，但却都有着共同的一个目标，那就是发现与认识自我。所谓内明、内业、内省、内学、内功等，名虽不同，理则一也。

传统的修炼，都是通过导引、炼气、修脉而明内景，通过明己、明人而明天下。所以把这种功夫称之为气脉内景功夫，或气脉内景导引术。通过这种方法去了解、认知、研究人体自身，以及人体与天地自然的和谐统一。历代医家如葛洪、陶弘景、孙思邈、罗洪先、李时珍、龚居中、汪昂等更是认识到内景功夫对体证医理、提高医技的重要性。千百年来，通过无数先人的实践总结在不同地域、不同时期形成了众多流派，形式多样、异彩纷呈。而峨眉丹道医药养生学派就是最具代表性的流派之一。

峨眉丹道医药养生学派，为南宋末年峨眉山金顶白云禅师所创，流传至今已有近800年的历史。经历代师祖及无数先人的不断实践和完善，峨眉一派逐渐形成了一个系统庞大而开放，内容丰富而精深细密的医药养生学体系，医、武、道、佛，显密圆融。

白云禅师早年即武功卓绝、医术精湛，后入玄门于茅山上清派修道多年，最终遁入佛门禅宗峨眉临济派。多年之后，开创峨眉丹道医药养生学派，一直流传至今。白云禅师在开派之前，曾云游四方、遍访高人。据传，他与宋代著名文学家范成大、道家全真龙门派创始人丘处机等皆有往来。

据峨眉派《莲花宝笈·骨病骨伤秘传品第四·内外法要分·武当八步回生散方诀》的相关记载，峨眉派第五代传人寒杉长老与武当派董真人交往甚密，并曾互换丹药法诀等。

峨眉派第十一代传人永严法师，佛法高深，丹道、武功俱精。他不仅与近代显密圆融的高僧能海法师为同戒的师兄弟，而且他们还曾一起历尽艰辛、结伴同行、徒步进藏、研修藏密，实践、比较禅宗、净宗与密宗、丹医、儒医与藏医之异同，并为后人留下许多宝贵的经验与资料。

峨眉派第十二代传人镇健居士周潜川先生，更不惜耗费巨资遍访佛、道、医、武各界名师……

在与各派长期而广泛的交流过程中，峨眉丹道医药养生学派的学术体系不仅得到了长足的丰富、提高和发展，同时还为我们构建了一个庞大的知识财富宝库，为后人珍藏和保存下了一大批几近失传的内功心法、内丹秘诀。

为了弘扬祖国优秀的传统文化，更好地造福于人类的健康事业，我们将采用"和盘托出"和"从群众中来，到群众去"的方法，陆续整理那些"晦光于世久矣"的珍贵资料和精妙技艺，还其根本主旨，以期继往开来、再铸辉煌！

峨眉散人　张明亮
2017年2月于北京

图书在版编目（CIP）数据

二十四节气导引养生法：中医的时间智慧：彩图视频版 /
张明亮编著 .—北京：人民卫生出版社，2017
ISBN 978-7-117-24308-7

I.①二…　Ⅱ.①张…　Ⅲ.①养生（中医）– 基本知识
Ⅳ.①R212

中国版本图书馆 CIP 数据核字（2017）第 064028 号

人卫智网	www.ipmph.com	医学教育、学术、考试、健康， 购书智慧智能综合服务平台
人卫官网	www.pmph.com	人卫官方资讯发布平台

版权所有，侵权必究！

二十四节气导引养生法
——中医的时间智慧(彩图视频版)

编　　著：张明亮
出版发行：人民卫生出版社（中继线 010-59780011）
地　　址：北京市朝阳区潘家园南里 19 号
邮　　编：100021
E - mail：pmph @ pmph.com
购书热线：010-59787592　010-59787584　010-65264830
印　　刷：北京铭成印刷有限公司
经　　销：新华书店
开　　本：889 × 1194　1/20　　印张：14 1/5
字　　数：362 千字
版　　次：2017 年 6 月第 1 版　2019 年 8 月第 1 版第 2 次印刷
标准书号：ISBN 978-7-117-24308-7/R · 24309
定　　价：49.80 元
打击盗版举报电话：010-59787491　E-mail：WQ @ pmph.com
（凡属印装质量问题请与本社市场营销中心联系退换）

28检